10일간의 기적 다이어트

Contents

1부 똑같이 먹어도 살 안찌는 '10일간의 기적 다이어트' 02

2부 제이제이와 함께하는 '10일간의 기적 다이어트 운동법' 10

3부 도전! 10일간의 기적 프로그램 68

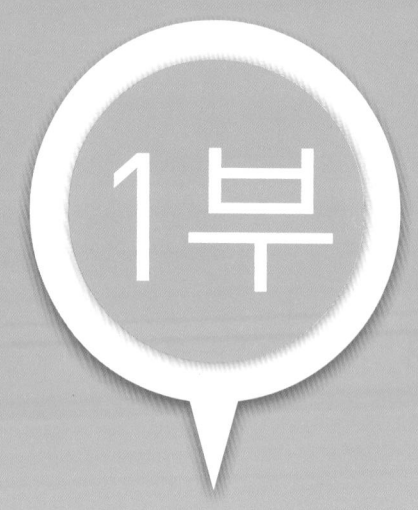

1부

똑같이 먹어도 살 안찌는
'10일간의 기적 다이어트'

엄청난 효과가 있음을 내세우는 다양한 다이어트 방법들이 하루가 멀다고 쏟아져 나온다. 하지만 우리는 수많은 실패를 경험한다. 왜 일까? 우리는 바로 그 실패 이유가 너무 긴 다이어트 기간 때문이라고 생각한다. 다이어트를 방해하는 주변의 많은 요소들 – 맛있는 음식, 맛집을 소개하는 TV 프로그램, 회식, 연휴, 모임 등이 우리의 결심을 흔들어 놓는다. 하지만 10일이라는 짧은 기간만 참고 견디면 다이어트를 성공할 수 있다면 어떨까? 충분히 달콤한 유혹을 뿌리칠 수 있지 않을까? 물론 다이어트는 꾸준한 운동과 식이조절이 가장 좋다는 것을 안다. 하지만, 현실은 우리를 가만히 놔두지 않는다.

이 책은 비록 짧은 기간이지만 가장 효과적으로 다이어트를 하고 최대한 요요가 오지 않는 방법을 알려주려고 한다. 웨딩 촬영을 앞둔 신부, 면접 시험을 앞둔 취업 준비생, 올 여름에 섹시한 비키니를 입고 바캉스를 떠날 당신, 클럽에서 주인공이 되고 싶은 클러버, 하루라도 빨리 출산 전의 몸매로 돌아가고 싶은 맘! 이제 10일간의 다이어트에 도전하자!

1부에서는 성공적인 다이어트를 위해 꼭 알아야 하는 기본 정보와 함께 우리가 그토록 원하는 '살 안 찌는 몸'을 만들기 위해 어떻게 해야 하는지 살펴보겠다.

1. 진짜 물만 먹어도 살이 찔까?

정답은 NO! 물은 칼로리가 제로이기 때문에 아무리 많이 먹어도 살이 찌지 않는다. 하지만 물만 먹어도 살이 찐다는 사람들을 종종 볼 수 있다. 실제로도 다른 사람들과 비슷하게 먹거나 조금 먹는데도 유난히 살이 잘 찌는 사람들이 있다.

> 그렇다면 동일한 체중의 사람이 똑같은 칼로리를 먹고 비슷한 환경에서 생활하는데도 살이 잘 찌는 사람이 있고, 반대로 살이 절대 찌지 않는 사람이 있을까?
> **안타깝게도 대답은 YES!**

똑같은 양의 음식을 먹어도 누구는 살이 찌고 누구는 살이 빠지는 이유는 바로 '**기초대사량의 차이**' 때문이다. **기초대사량이란 인간이 생명을 유지하기 위해 쓰여지는 기본적인 소비 칼로리로 쉽게 말해 아무것도 하지 않고 가만히 숨만 쉬어도 소비되는 칼로리**를 말한다. 기초대사량의 차이 때문에 똑같이 먹어도 살이 찌는 사람이 있고 살이 빠지는 사람이 있는 것이다. 기초대사량이 높은 사람은 몸 자체에서 소비하는 칼로리가 높아 살이 빠지고, 기초대사량이 낮은 사람은 소비하는 칼로리가 적어 살이 찌게 된다.

이해하기 쉽게 기초대사량이 높은 여자 A양과 기초대사량이 낮은 B양이 있다고 가정해보자. 둘은 자매이고 우연히 같은 회사에 다닌다고 하자. 이 둘은 유전적인 요소, 식사, 생활습관까지 비슷하다. 그런데 이상하게도 A양은 점점 날씬해지고, B양은 점점 뚱뚱해진다. 그 이유는 바로 A양은 기초대사량이 높아 기본적인 소비 칼로리가 B양 보다 더 많이 소비되기 때문이다. B양의 입장에서는 자신은 물만 먹어도 살이 찐다고 억울해 할 것이다. 우리 주변에서 자주 보는 모습이고 어쩌면 여러분의 슬픈(?) 모습일지도 모른다. 왜 나에게만 이런 저주가 붙었을까? 속상하다. 하지만 걱정하지 마라! 이제부터 살찌는 저주(?)를 푸는 비법을 하나하나씩 공개하겠다.

> **기초대사량이 낮으면 똑같이 먹어도 살이 찐다!**

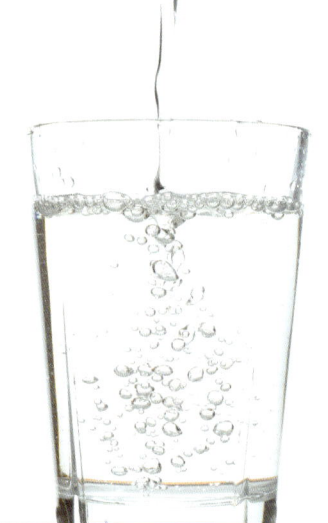

2. 누구나 살 안 찌는 체질로 바뀔 수 있다!

사람들마다 체질이 다르다는 핑계로 살이 안 찌는 사람을 부러워하기도 하고 내 체질을 탓하기도 한다. 사실 사람들마다 키와 얼굴이 다르듯이 체질의 차이도 있다. 하지만 키가 아무리 커도 2미터가 넘는 사람을 쉽게 볼 수 없듯이 체질의 차이는 평균의 10% 안팎이다. 우리나라 성인 여성의 평균 키가 160cm 정도인데, 10% 이상인 180cm인 여성을 평소에 보기는 매우 힘들다. 그러므로 내가 남들과 똑같이 먹어도 살이 찌는 것을 체질 탓만 하기에는 다소 무리가 있다. 희망적인 것은 **누구나 후천적인 노력을 통해 살이 안 찌는 체질로 바뀔 수 있다는 것이다**.

앞에서 말했듯이 똑같이 먹어도 살이 찌는 이유는 바로 '기초대사량'의 차이다. 기초대사량의 근본은 바로 지방과 근육의 비율이다. **같은 몸무게라도 근육이 많으면 기초대사량이 높고, 근육이 적고 지방이 많으면 기초대사량이 낮다**. 과연 여러분은 지금까지 기초대사량을 높이기 위해 노력하고 음식을 챙겨먹는 다이어트를 했는가? 아니면 무작정 굶거나 뛰는 유산소운동만으로 다이어트를 했는가? 이제는 다이어트도 스마트하게 하자. 이왕 고생하는 거 한번 빼면 쉽게 찌지 않는 최상의 몸을 만들도록 노력하자. 무턱대고 굶거나 원푸드 다이어트는 일시적으로 체중이 빠질지라도 얼마 후 살이 더 붙는 요요를 동반하게 된다. 또 다이어트 지식 없이 강도 높은 운동만 한다면 더 허기져서 오히려 폭식하게 된다. 최소의 노력으로 최대의 효과를 볼 수 있는 똑똑한 다이어트는 바로 살이 찌는 것 자체를 원천봉쇄하는 것이다. 기초대사량을 높이면 지금과 똑같이 먹거나 더 많이 먹어도 살이 안 찌는 체질로 변할 수 있다. 이제는 안 찌는 체질을 부러워하지 말고 기초대사량을 높이는데 노력해 보자.

> **기초대사량을 높여 똑같이 먹어도 살이 빠지는 체질을 만들자!**

1부–똑같이 먹어도 살 안찌는 '10일간의 기적 다이어트'

3 다이어트! 아는 만큼 빠진다.

기초대사량을 비롯하여 디톡스, 요요, 필러, 지방흡입, 서킷트레이닝, BMI 등 많은 다이어트에 관한 용어들이 넘쳐난다. 하지만 올바른 지식 없이 무작정 유행하는 다이어트를 따라 하는 것은 살을 빼기는 커녕 오히려 건강을 해칠 수 있다. 어떤 싸움이든 이기려면 일단 적을 제대로 잘 파악해야 한다. 다이어트의 기본 지식을 통해 좀 더 효과적으로 살을 뺄 수 있는 바탕을 마련해 보자.

❶ 섭취 칼로리 우리가 음식을 통하여 섭취하는 칼로리. 국제연합식량농업기구(FAO) 한국협회에서 권장하는 한국인 하루 권장 섭취 칼로리는 성인남자는 2,700kcal, 성인여자는 2,000kcal이다.(*FAO: Food and Agriculture Organization of the United Nations)

❷ 소비 칼로리 소비 칼로리는 기초대사량, 여러 생활활동에 대한 대사량, 그리고 식품의 섭취를 통한 에너지 소비를 합한 칼로리를 말한다. 살이 빠지는 원리는 아주 간단명료하다. '섭취 칼로리-소비 칼로리=지방'이므로 소비 칼로리를 높여 '마이너스 칼로리'가 되면 살이 빠지게 된다.

❸ 요요현상 다이어트 부작용의 하나로 다이어트를 통한 체중 감량 후 다시 원래의 체중으로 돌아가려는 현상이다. 무리한 체중감량으로 근육이 줄어들고 기초대사량이 낮아지면 원래 먹던 양을 똑같이 먹어도 다시 살이 찌기 때문에 요요 없는 다이어트를 위해서는 반드시 기초대사량을 유지해야 한다.

❹ 인바디 단순히 체중만 재는 것이 아니라 지방량, 근육량을 비롯하여 몸의 균형상태 및 기초대사량까지 알 수 있다. 다이어트 중 자주 몸무게를 재는 것보다 지방량, 근육량, 기초대사량 등 전체적인 몸의 변화를 확인하는 것이 더 중요하다. 인바디는 헬스클럽이나 가까운 보건소에서도 무료로 측정할 수 있다.

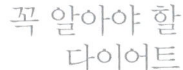
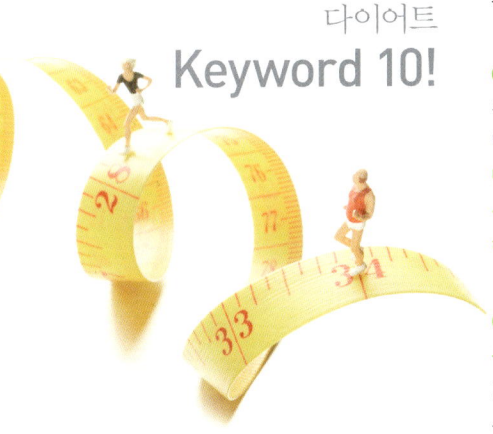

꼭 알아야 할 다이어트
Keyword 10!

❺ 유산소운동 말 그대로 산소, 즉 숨을 쉬면서 하는 운동이다. 대표적으로 걷기, 장거리 달리기, 자전거, 스텝퍼 등이 있다. 유산소 운동은 관절에 무리가 없어서 남녀노소 누구나 할 수 있으며 체지방 감소에 매우 도움이 된다. 그러나 20분 이후부터 지방을 사용하기 때문에 유산소 운동으로 체지방을 줄이려면 반드시 30분 이상 하는 것이 좋다. 또한 체지방과 함께 근육도 함께 줄어드는 근손실이 발생하기 때문에 유산소 운동시에는 근육의 손실을 방지하기 위해 근력운동을 병행하고 충분한 단백질 섭취가 필요하다.

❻ 근력운동(무산소운동) 근육에 힘을 가해 근육량을 늘리는 운동으로 유산소와 반대의 개념이다. 그렇다고 숨을 전혀 쉬지 않는 운동이 아니라, 동작의 진행에 따라 호흡을 조절하면서 진행한다. 우리가 걷기를 할 때는 숨을 자연스럽게 쉬지만, 100미터 달리기를 뛸 때는 호흡을 자연스럽게 쉬지 않는 것과 같다. 걷기는 유산소운동이고, 100미터 달리기는 근력운동에 해당한다.

❼ 서킷트레이닝 유산소운동과 근력운동이 결합된 운동으로 다이어트 효과가 가장 탁월하다. 유산소운동과 근력운동의 장단점을 조화롭게 하여 체지방 감소 및 근력강화 효과를 동시에 볼 수 있다. 이 책의 2부와 3부에서 누구나 쉽게 따라할 수 있도록 서킷트레이닝을 응용한 운동법을 소개할 예정이다.

❾ GI 지수(혈당지수) GI 지수는 섭취한 음식이 혈당으로 변하는 속도(시간)를 숫자로 표시한 것이다. 음식은 섭취 후 소화되어 당으로 변하는데 음식마다 그 속도가 다르다. 섭취칼로리가 소비칼로리보다 많을 경우 남는 칼로리는 지방으로 전환되는데, GI 지수가 높은 음식일수록 당으로 변하는 속도가 빨라서 칼로리가 소비되기 전에 지방으로 변한다는 얘기다. 그러므로 똑같은 칼로리의 음식이라도 GI 지수가 높을수록 살이 찌기 쉽다. 예를 들어 감자와 고구마를 비교하면 감자보다 고구마가 GI 지수가 높다. 감자보다 고구마가 달아서 살이 더 찔 것 같지만, 고구마의 GI 지수가 감자보다 낮기 때문에 고구마를 다이어트 식품으로 많이 권하는 것이다.
고구마 - GI 지수 55, 칼로리 100g 기준 128kcal
감자 - GI 지수 90, 칼로리 100g 기준 55kcal

❽ 5대 영양소 3대 영양소인 단백질, 지방, 탄수화물에 비타민과 미네랄을 추가하여 5대 영양소라고 한다. 일반적인 식사로 5대 영양소를 골고루 섭취하는 것이 좋지만, 보통 패스트푸드나 외식의 경우 지방과 탄수화물은 과다하게 섭취하게 되는 반면 단백질, 비타민, 미네랄의 경우 부족한 경우가 많다. 다이어트 식단을 짤 때 고단백 저지방(또는 무지방)의 식단을 짜게 되는데 반드시 비타민과 미네랄까지 챙겨 먹는 것이 좋다.

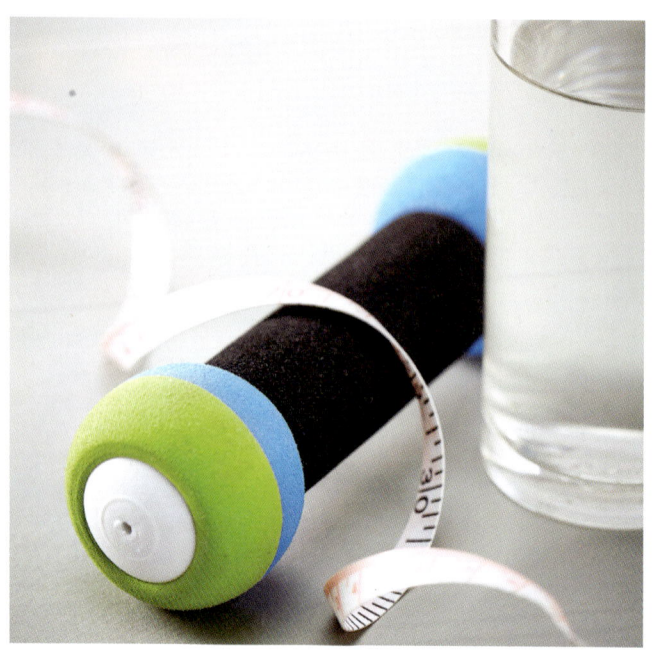

4 탄탄 다이어트의 핵심은 '근손실 방지'

살 안 찌는 체질의 핵심은 기초대사량이고 기초대사량의 핵심은 근육이다. 근육이 줄면 기초대사량이 줄고 요요현상이 나타나기 쉽기 때문이다. 그러므로 무턱대고 체중만 감량하기 보다는 근육을 유지하거나 늘리면서 체중을 감량해야만 한다. 그렇다면 어떻게 해야 근손실을 방지할 수 있을까?

근손실 방지는 생각보다 어렵지 않다. 근육에 필요한 영양을 충분히 섭취하고 간단한 근력운동만 하면 된다. 헬스클럽에 가면 대부분의 여성들은 덤벨(아령)과 머신(기구)들은 거의 사용하지 않고 런닝머신이나 사이클만 이용한다. 하지만 개인 교육(PT)을 받는 사람들을 보면 대부분 덤벨이나 기구를 이용한 근력운동 위주로 배우고 있다. 물론 여성이나 운동 초보자들이 혼자 스스로 근력운동을 하기는 쉽지 않다. 그래서 2부와 3부에서는 헬스클럽을 가지 않고 혼자서도 쉽게 할 수 있는 근손실을 방지하며 살을 빼는 운동을 설명하고자 한다.

5 근육과 체지방 이해하기

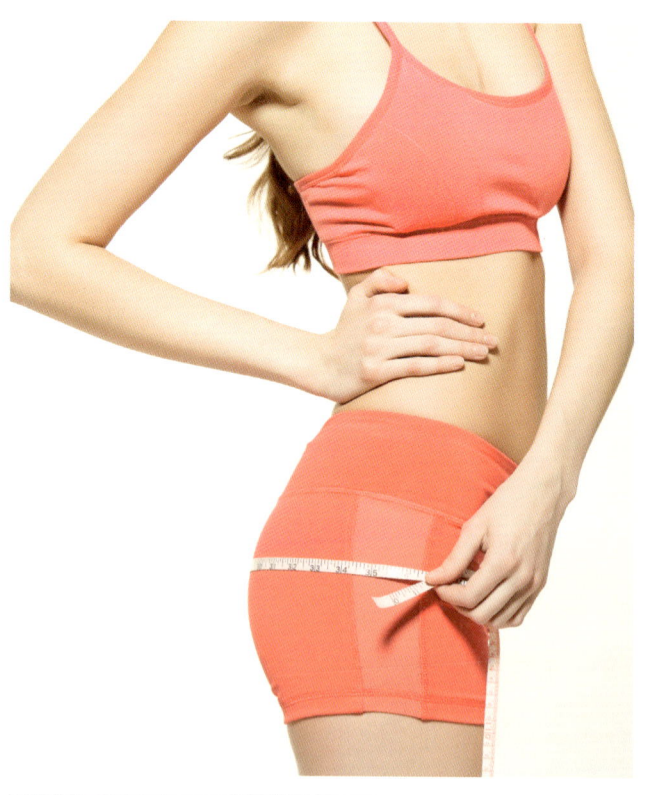

다이어트를 할 때 우리는 늘 몸무게에 목숨을 건다. 그 이유는 몸무게가 뚱뚱하고 날씬한가를 결정하는 것으로 착각하기 때문이다. 하지만 이것은 잘못된 편견이다. 똑같은 몸무게라고 하더라도 누군가는 날씬하고 누군가는 뚱뚱하기 때문이다.

예를 들어 1cm 지름의 쇠구슬과 수박만한 풍선 중에 어떤 것이 더 무거울까? 당연히 쇠구슬이 풍선보다 무겁다. 크기는 풍선이 훨씬 더 크고 쇠구슬이 훨씬 작지 않은가?

우리 몸도 마찬가지다. 지방이 근육보다 1.3배 정도 크기 때문에 똑같은 키와 몸무게인 160cm, 55kg 사람이라도 지방이 적고 근육이 많은 사람은 44 사이즈의 옷이 헐렁하지만, 지방이 많고 근육이 적은 사람은 55 사이즈의 옷도 꽉 낀다.

> 우리가 원하는 것은 몸무게가 적게 나가는 것이 아니라 스타일이 살아나는 몸매다. 이제는 더 이상 몸무게에 연연하지 말고 몸매에 신경 쓰자.
> 지방을 줄이고 근육을 늘리면 스타일리시한 몸매가 된다!

근육이 많아지면 몸이 울퉁불퉁해 지지 않나요?
간혹 근육이 늘어나면 울퉁불퉁해지는 것을 걱정하는 사람들이 있다. 절대 걱정하지 마시라! 울퉁불퉁해질 정도로 근육이 많아지려면 하루 종일 죽어라 근력운동만 해야 한다. 일반인은 그렇게 하고 싶어도 할 시간도 힘도 없으니 걱정하지 마라!

1부-똑같이 먹어도 살 안찌는 '10일간의 기적 다이어트'

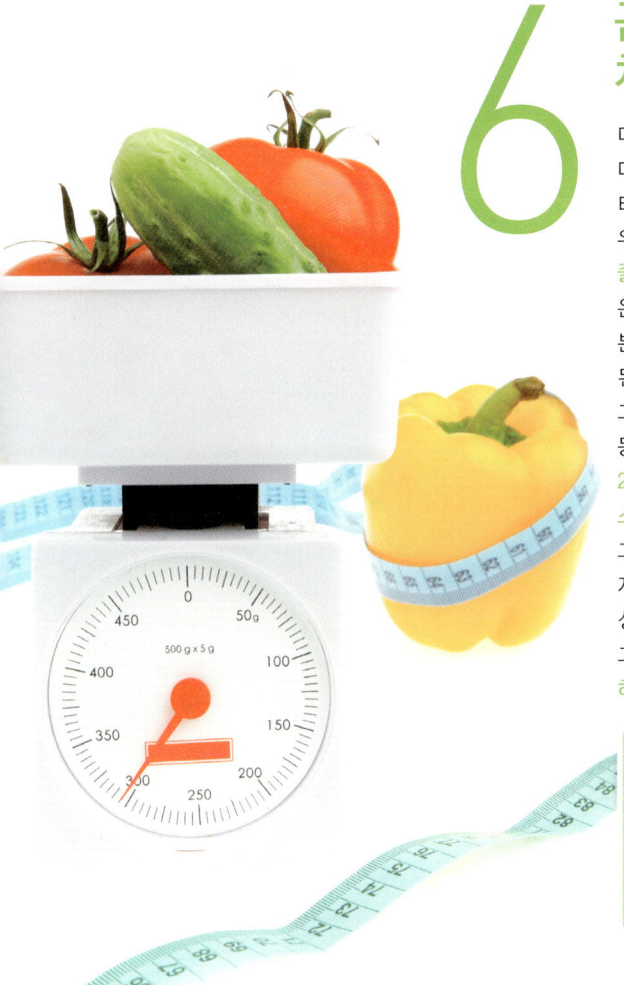

6 근육을 늘리면서 체지방을 줄이는 운동방법

다이어트를 결심한 후 가장 많은 사람들이 하는 운동이 런닝머신에서 걷거나 뛰는 것이다. 하지만 유산소 운동은 처음에는 탄수화물을 에너지로 사용하고, 운동시작 20분 후부터 체지방과 근육을 에너지로 이용하게 된다. 예를 들어 30분의 유산소 운동을 했을 경우라면 실제로 체지방은 10분만 사용하게 된 것이다. 그러므로 유산소 운동이 체지방을 줄여준다는 것은 운동을 시작한지 20분 후부터 가능하다는 이야기다. 이런 이유에서 많은 트레이너들과 의사들이 최소 30분 이상 운동하기를 권하는 것이다. 그러나 최초의 20분은 체지방을 에너지로 사용하지 않았기 때문에 체지방 분해 목적이라면 낭비한 시간이 된다.

그럼 운동 최초의 20분을 헛되이 낭비하지 않으려면 어떻게 해야 하나? 정답은 유산소 운동 전에 근력운동을 먼저 하는 것이다. 근력운동을 먼저 하고 유산소 운동을 하면 최초 20분 동안은 탄수화물을 에너지로 근력운동을 하게 되고, 바로 체지방을 에너지로 유산소 운동을 하게 되어 기초대사량도 높이고 체지방도 줄일 수 있어서 가장 효과적이다.

그러나 운동 초보자에게는 근력운동이 몸에 무리가 될 수 있기 때문에 이 책에서는 초보자도 무리 없이 운동할 수 있도록 근력운동과 유산소 운동이 결합된 운동 프로그램을 구성하고 있으므로 그대로 따라 하기만 하면 된다.

그리고 반드시 운동은 1시간 이내로 끝내야 한다. 1시간 이상 운동을 하면 식욕을 자극하는 호르몬이 분비되어 폭식하게 되어 힘들게 운동한 것을 허무하게 날려버리게 된다.

> 근력운동을 한 후에 유산소 운동을 하거나 근력과 유산소가 결합된 운동이 다이어트에 가장 효과적이다.
> 그리고 운동 시간이 긴 경우(1시간 이상) 근손실이 발생할 확률이 높기 때문에 근육량을 유지하며 탄탄한 몸매를 만들기 위해선 운동은 짧고 굵게 해 주는 것이 좋다.

7 근육의 영양분 단백질과 휴식

살이 안 찌는 몸을 만들기 위한 가장 핵심적인 항목은 근육량을 늘리는 것이다. 근육량을 늘리는 방법은 매우 단순하다. 바로 근력운동을 하고 근육 증가에 가장 중요한 영양소인 단백질을 충분히 섭취하는 것이다. 그리고 근육을 하루 정도 푹 쉬게 하면 근육이 증가하게 된다.

근력 운동  **단백질 섭취** **휴식**

여기에서 우리가 간과하지 말아야 할 부분이 바로 '휴식'이다. 무리하게 근육량을 늘리기 위해 매일 근력운동을 하는 것이 휴식을 하는 것보다 오히려 근육 증가를 방해한다. 근육은 운동할 때 늘어나는 것이 아니라 근력운동 후 무리가 간 근육이 회복하는 과정에서 늘어난다. 근육이 회복될 수 있도록 충분한 휴식 시간을 줘야 한다. 근육은 휴식을 할 때 늘어난다는 것을 잊지 말자! 그러므로 매일 근력 운동을 할 필요가 없다. 일주일에 3일만 하루씩 걸러 근력 운동을 하면 된다. 만약 꼭 매일 운동을 하고 싶다면 부위를 나누어 번갈아 가면서 근력 운동을 해주면 된다. 하루는 상체, 하루는 하체, 또는 하루는 대근육, 하루는 소근육 위주로 자신에게 맞게 나누어 하는 것이 좋다. 자세한 운동법에 대해서는 2부와 3부를 참고하자.

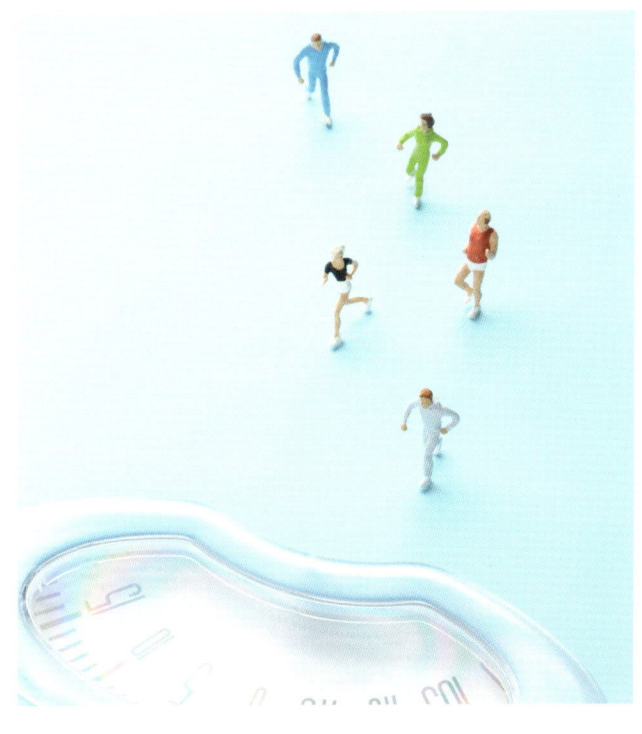

07

8 근력 운동에 꼭 필요한 단백질 보충하기

근력 운동을 했으면 근육에 회복할 때 필요한 영양분을 충분히 공급해 줘야 한다. 바로 그 영양이 다름아닌 단백질과 아미노산이다. 근력 운동 후 빠른 시간 안에 단백질과 아미노산을 공급해주면 근손실도 방지하고 근육을 증가시켜준다. 이때 가장 중요한 것이 근력 운동을 마치자마자 곧바로 단백질을 섭취해줘야 한다는 것이다. 전문가들이 항상 '고단백 저지방' 식단을 강조하는 이유도 바로 이 때문이다.

근력운동 + 단백질 섭취 = 근손실 방지, 근육 증가

단백질의 아미노산이 근력 운동으로 무리가 간 근육에 영양을 공급함으로써 근육의 양을 증가시킨다. 아미노산 중에서도 '필수 아미노산'이 중요하다. 말 그대로 필수적으로 섭취해야 하는 아미노산이라 '필수 아미노산'이다. 충분한 양의 필수 아미노산을 섭취해야 체내에서 단백질 합성이 잘 이뤄진다.

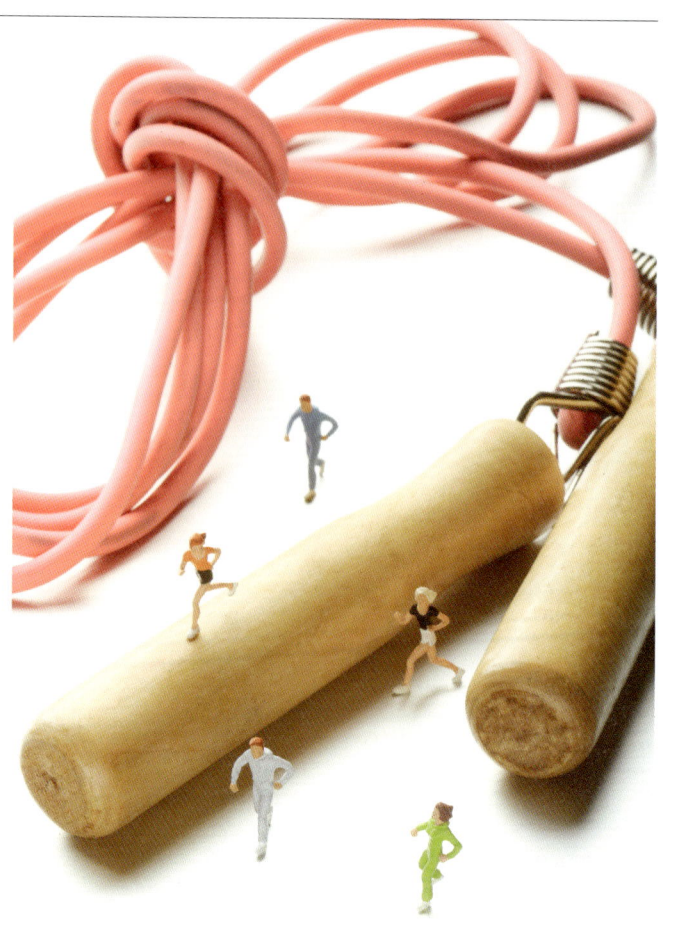

필수 아미노산이란?
필수 아미노산은 체내에서 합성되지 않거나 합성되더라도 그 양이 매우 적어 생리기능을 달성하기에 불충분하여 반드시 음식으로부터 공급해야만 하는 아미노산이다. 성인의 경우에는 발린(valine), 루신(leucine), 아이소루이신(isoleucine), 메티오닌(methionine), 트레오닌(threonine), 라이신(lysine), 페닐알라닌(phenylalanine), 트립토판(tryptophan)을 8종의 필수 아미노산이라고 한다.

9 최고의 다이어트 식품 '단백질'

살이 찌는 이유는 아주 명확하다. 그건 바로 먹은 거에 비해 소비하는 에너지가 적기 때문이다. 우리가 먹은 음식은 활동에 필요한 에너지로 바뀌게 되는데, 필요한 양보다 더 많이 먹을 경우 남는 에너지는 지방으로 전환되어 몸에 축적되어 살이 찌게 된다. 그러므로 살을 빼려면 먹은 것보다 많은 에너지를 소모하면 된다. 운동을 통해 에너지 소비를 늘리는 것도 중요하지만 현명한 식단을 통해 섭취 열량을 줄이는 것도 중요하다. 그 해결책이 바로 단백질이다. 탄수화물은 혈당지수(GI)가 높아 섭취 후 당으로 변하는 속도가 빠르고 남는 열량이 체지방으로 축적되게 된다. 하지만 단백질은 혈당지수(GI)가 아주 낮기 때문에 체지방으로 축적되지 않고, 근육형성 등 몸에 필요한 에너지로 사용된다.

적당한 단백질 섭취와 비타민과 미네랄, 불포화지방 등 균형 잡힌 영양을 섭취해야 건강과 다이어트 두 가지 모두를 잡을 수 있다.

1부—똑같이 먹어도 살 안찌는 '10일간의 기적 다이어트'

10 단백질이 많은 음식

단백질은 생물체의 몸을 구성하는 대표적인 분자로 근육 운동을 한 후에는 단백질을 충분히 섭취하는 것이 좋은데, 그것은 바로 근육의 주성분이 단백질이기 때문이다. 단백질의 주요 역할은 조직 성장과 세포막을 형성하고, 인체의 면역력을 높여준다. 또한 호르몬과 항체를 생산하는 주요한 성분으로 신경 전달, 영양소 운반, 체액 균형 유지 및 고운 피부를 만드는 등 다양한 역할을 하고 있다. 여기에서는 단백질이 많이 든 음식들을 알아보자.

❷ **육류** 육류의 경우 살코기 부위가 단백질 함량이 높다. 특히 닭가슴살은 지방 함량이 적고 나트륨과 탄수화물 함량도 적어 다이어트 음식으로 가장 사랑 받고 있다. 돼지 고기는 안심, 등심처럼 기름기가 적은 부위가 적합하고 소고기도 기름기 적은 장조림 부위가 적당하다.

❸ **유제품** 우유나 치즈 같은 유제품은 칼슘과 단백질이 풍부하며 필수아미노산, 마그네슘 등 미네랄도 풍부하다. 성장기 아이들과 임산부 등에게 좋은 식품이지만 지방이 많은 편이기 때문에 다이어트 목적으로 섭취할 경우 저지방 제품을 선택하는 것이 좋다.

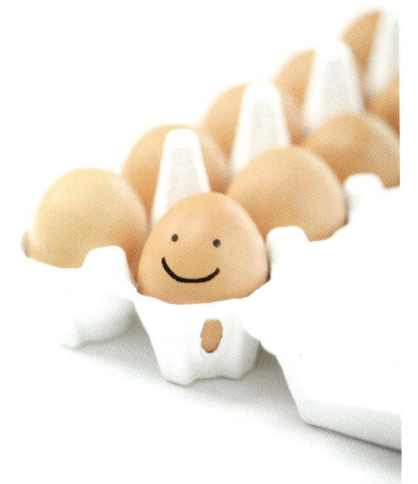
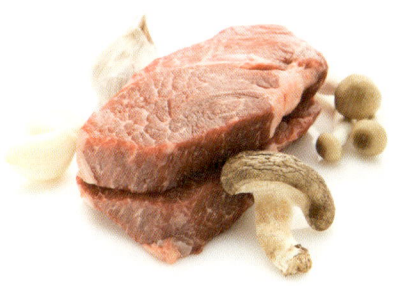
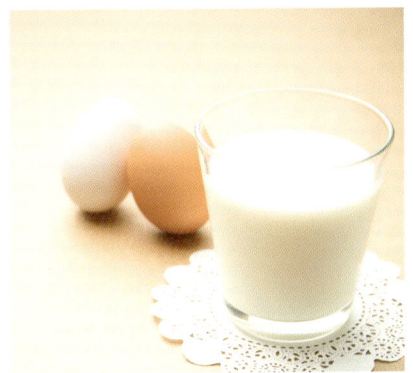

❶ **달걀** 달걀은 가장 쉽게 섭취할 수 있는 고단백질 식품으로 필수 아미노산이 균형적으로 들어있다. 달걀 노른자에는 콜레스테롤 함유량이 높으므로 다이어트 중에는 흰자 위주로 섭취하는 것이 좋으며, 근육을 발달시키는 아미노산이 풍부하다.

❹ **생선류** 생선은 가자미, 농어, 대구처럼 흰 살 생선이 지방이 적고 단백질이 많다. 연어나 고등어와 같은 붉은 살 생선의 경우 단백질뿐만 아니라 불포화 지방산과 두뇌에 좋은 DHA, 비타민, 철분도 풍부한 영양 식품이다.

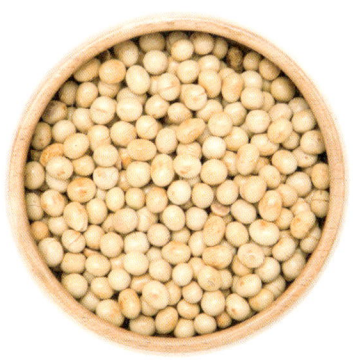

❺ **콩류** 콩은 식물성 단백질 중 가장 단백질이 많이 들어있고 동물성 단백질보다 체내 흡수율이 높다. 또한 두부는 영양가가 높으면서 가격이 저렴하고, 단백질이 풍부할 뿐만 아니라 칼슘, 철분 등 미네랄도 많이 함유되어 있다. 또한 콩에 있는 펩타이드 성분은 지방의 축적을 막아주어 다이어트 식품으로 적합하다.

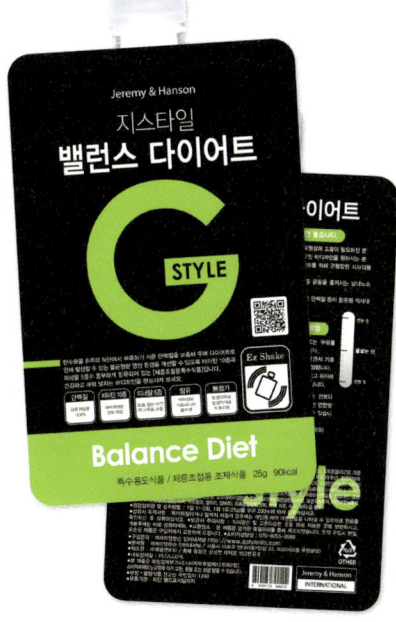

❻ **체중 조절식품** 바쁜 생활에 쫓겨 매번 다이어트 식단을 만들어 먹기는 쉽지 않다. 이렇게 바쁜 현대인을 위해 누구나 쉽게 양질의 단백질을 섭취할 수 있도록 다양한 체중 조절식품이 판매되고 있다. 다이어트 전문 업체 지스타일(G-style)에서 최근 출시된 '밸런스 다이어트'의 경우 풍부한 양의 단백질, 비타민, 미네랄, 식이섬유 등 필요한 영양소가 골고루 들어 있어 한 끼 식사 대용으로 충분하다. 또한 가장 효과적으로 단백질을 보충하려면 운동 후 바로 섭취해야 하는데, 지스타일 제품은 물만 넣어 흔들면 바로 먹을 수 있게 일회성 팩으로 제작되어 있어 편리하다.

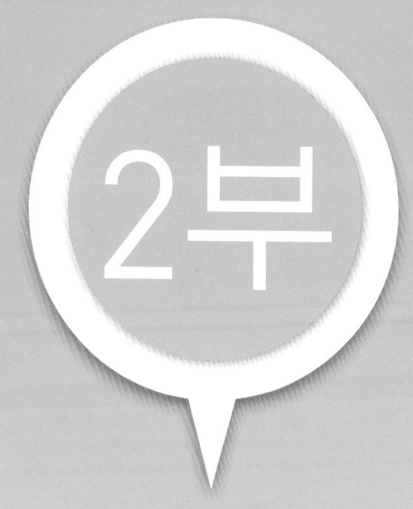

2부

제이제이와 함께하는
'10일간의 기적 다이어트 운동법'

10일간의 기적 다이어트 운동법

남자들이 금연을 실천하기 어려운 것처럼 여자들은 다이어트를 성공하기 어렵다고 한다. 금연과 다이어트가 실패하는 가장 큰 이유는 바로 엄청난 인내심이 요구되기 때문이다. 이 책이 10일이라는 기간을 정한 것도 짧지만 효과적인 운동법으로 포기없이 다이어트를 성공하기 위함이다.

자, 그럼 본격적으로 운동을 시작해보자. 단 10일만에 효과를 볼 수 있는 10일간의 기적 다이어트의 운동법은 뭔가 달라도 달라야 한다. 어떻게 그 짧은 시간안에 효과를 볼 수 있을까? 그 대단한 비법이 무엇인지 지금부터 하나씩 알아보자.

- **10일간의 기적 운동법의 핵심은 '전신운동'이다.**

장기적으로 진행하는 다이어트의 경우 부위별로 나누어 운동하는 '분할 웨이트 트레이닝'이 효과적이다. 하지만 짧은 기간에 확실한 효과를 원할 때에는 전신의 근육을 동시에 사용하는 운동 프로그램이 더 적합하다. 같은 시간동안 더 많은 근육을 사용하기 때문에 그만큼 소모하는 칼로리가 많아지기 때문이다.

- **효과를 극대화시키는 과학적인 운동 구성**

10일 간의 기적 운동법은 전체 근육 운동을 기본으로 하면서 우리 몸의 탄수화물을 보다 효과적으로 소모시키는 운동으로 구성되어 있다. 다시 말해 10일 간의 기적 운동법은 근육을 사용하는 웨이트 트레이닝 기법을 기초로 하되, 여기에 유산소성 운동을 가미한 운동으로 구성되어 있다. 이러한 구성은 단순히 런닝머신을 한 시간 하는 것보다 훨씬 더 많은 칼로리를 소모시키고 근육증가에 도움을 준다.

- **지방이 잘 타는 최적의 신체 환경 만들기**

복부의 심부근육(코어)을 사용하는 운동을 통해 몸을 빠른 시간에 따뜻하게 만들어 체지방이 잘 타는 환경을 조성해준다. 이 책에 소개된 10일간의 기적 운동법은 많은 탄수화물을 소모시키는 전신운동과 체지방이 잘 탈 수 있는 환경을 만들어주는 복부 운동 두 가지로 구성된 프로그램이다.

2부에서는 '3부 – 도전! 10일간 기적 프로그램'을 시작하기 전에 각 운동법의 효과와 방법 등에 대하여 자세히 설명한다. 각 운동에 대하여 알아본 후에 3부의 각 일자별 운동을 10일간 진행하면 된다.

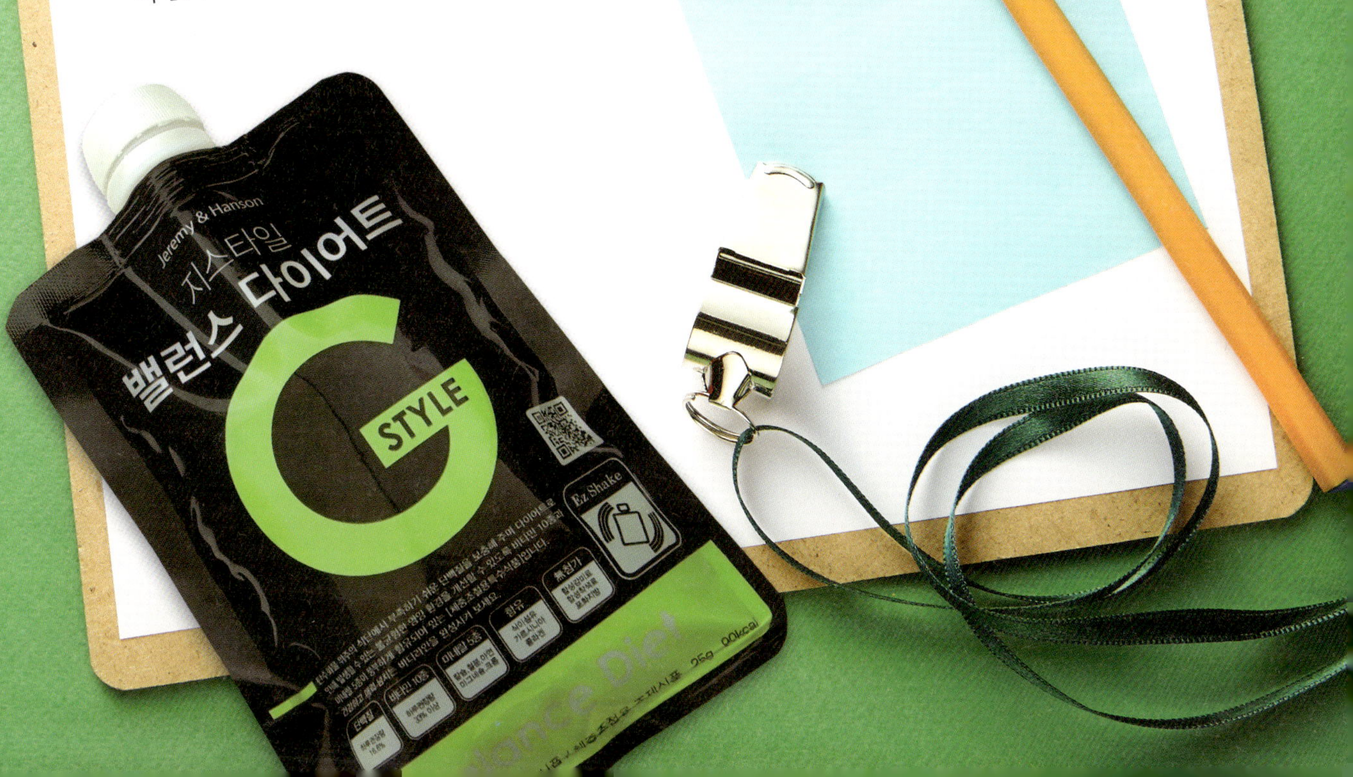

 핸즈업(Hands Up)

하체 라인 잡아주기

탄력있는 하체 라인을 잡아주는 워밍업 겸 마무리 운동. 특히 힙과 허벅지 윗부분의 감량에 도움을 준다. 정확한 동작이 중요하기 때문에 빠른 속도에서도 동작이 흐트러지지 않게 주의하자.

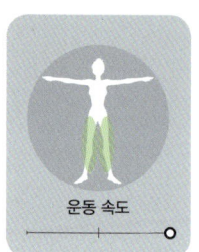

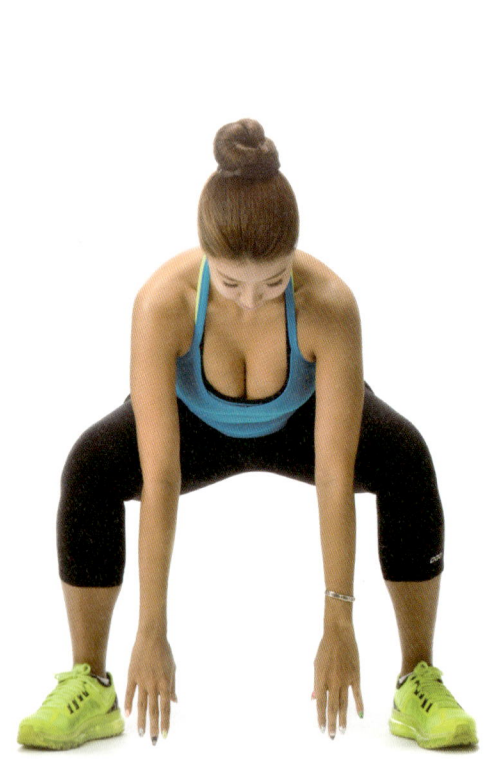

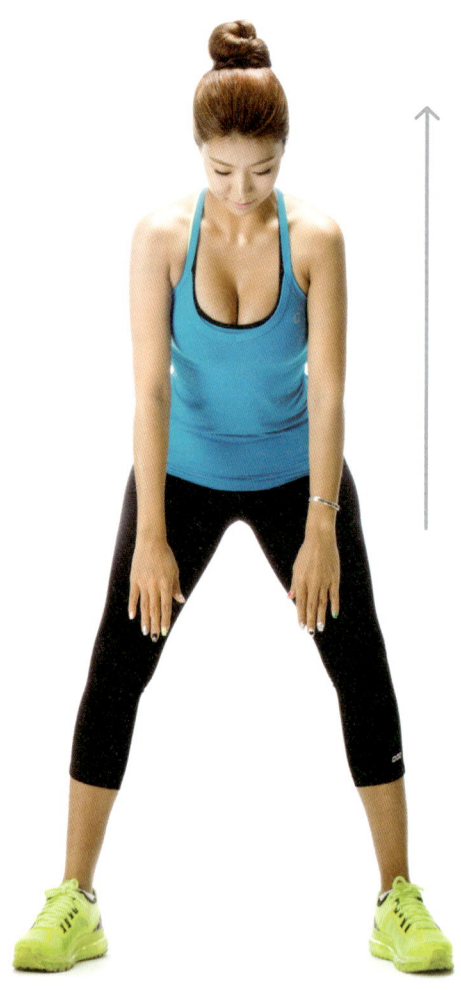

❶ 양발을 골반의 1.5배로 벌린다. 엉덩이와 무릎이 평행상태가 되도록 앉아 손끝을 바닥에 댄다.
❷ 허벅지와 양발로 바닥을 밀어낸다는 느낌으로 힘차게 일어선다.

2부-제이제이와 함께하는 '10일간의 기적 다이어트 운동법'

주 의 ❶의 자세에서 엉덩이가 무릎보다 밑으로 주저 앉지 않도록 주의하고 무릎이 발 앞으로 나오지 않도록 한다.
❶의 자세에서 허리가 굽지 않도록 주의한다

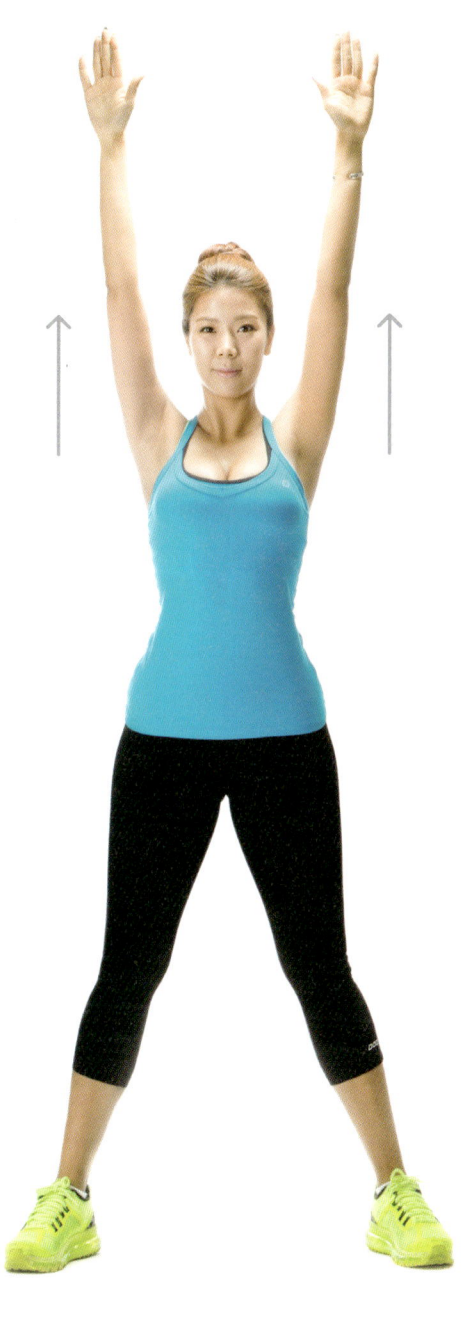

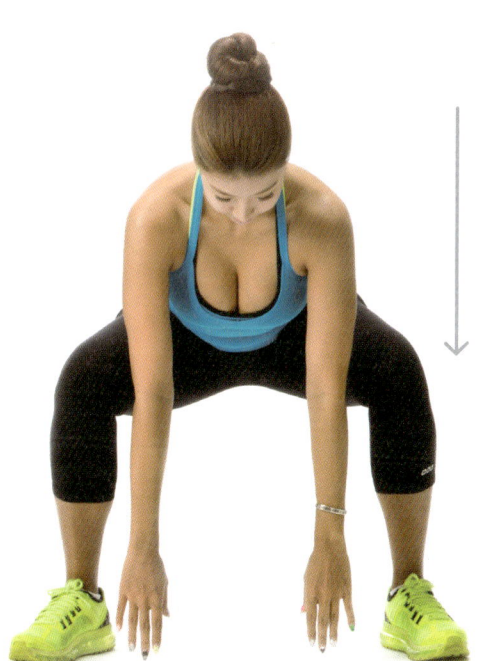

3 ➡ 4

❸ 양손을 하늘을 향해 뻗는다.
❹ 손을 바닥을 향해 뻗어 내리며 엉덩이를 뒤로 빼며 앉는다.
다시 ❶부터 반복한다.

② PT 뛰기(PT Jump)

심폐지구력 키우기

체육시간에 주로 했던 친숙한 PT 뛰기! 이 운동은 심폐지구력 향상에 도움이 되는 가장 기초적인 점프 동작이다. 워밍업에 좋고 운동 중간 중간 심박수를 유지하는 데에도 효과적이다.

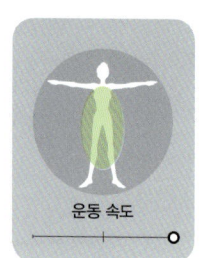
운동 속도

15 Repeat × 3 Set

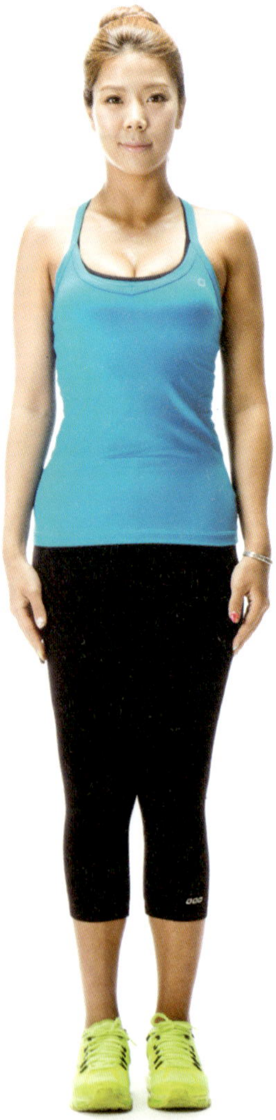

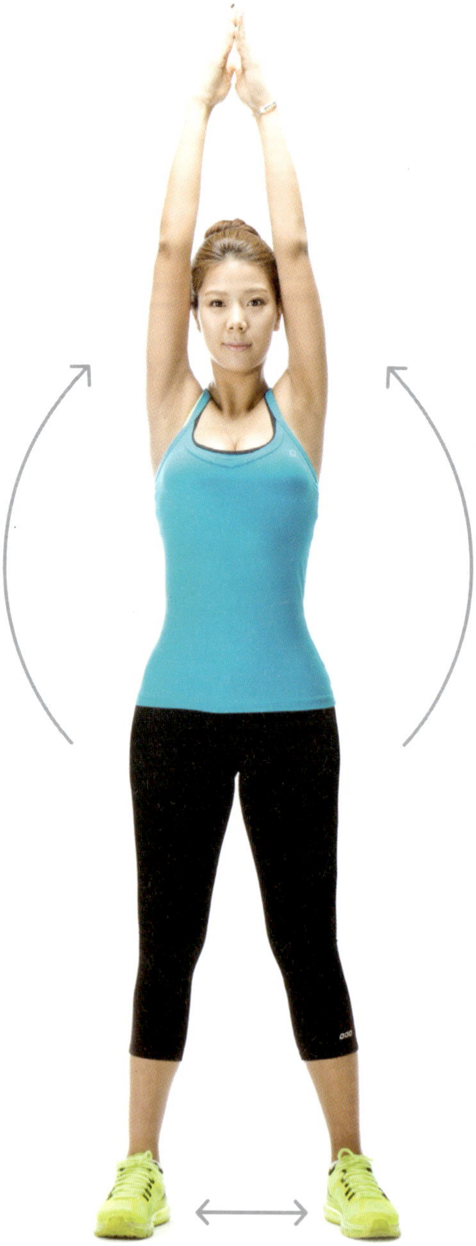

① → ②

2부-제이제이와 함께하는 '10일간의 기적 다이어트 운동법'

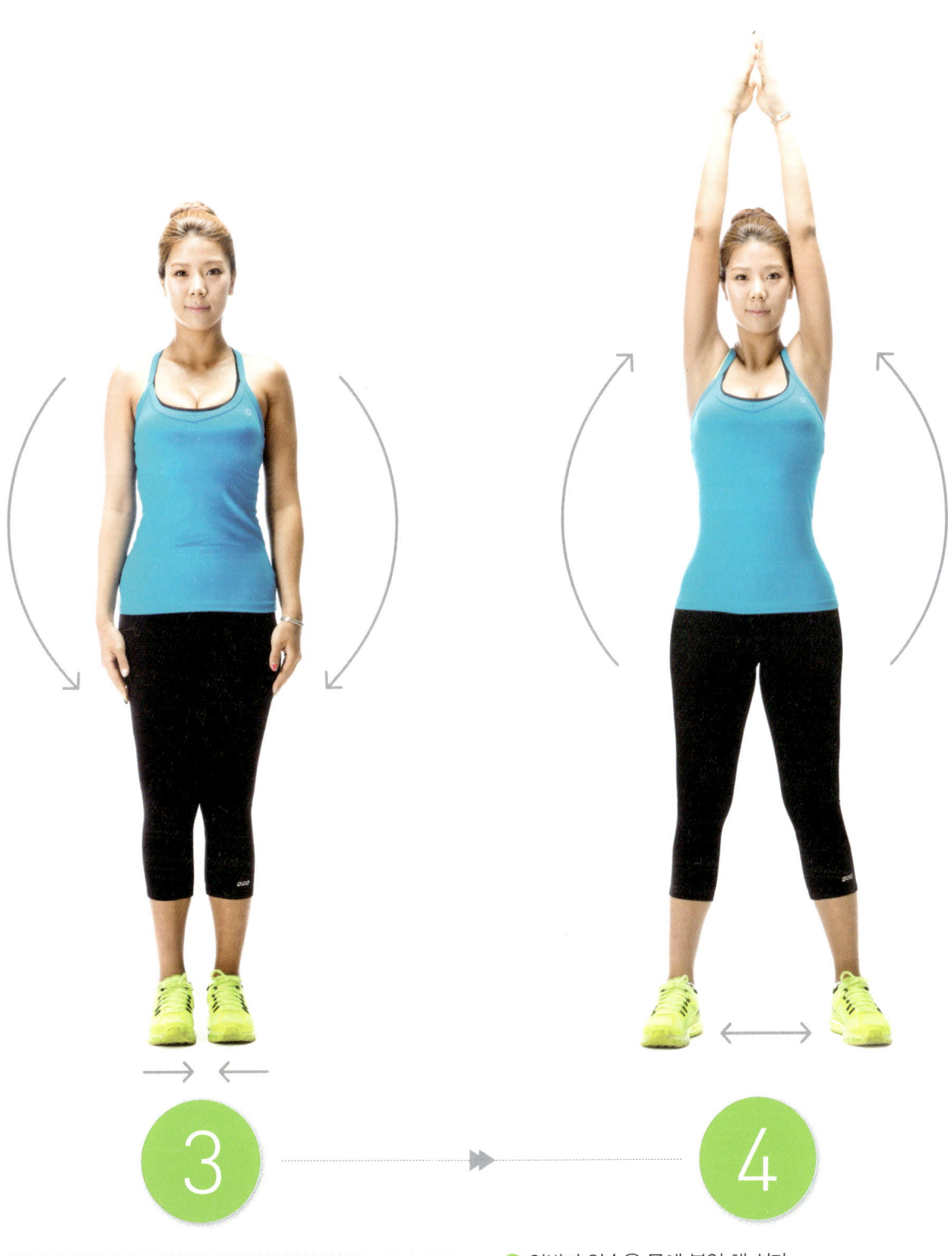

① 양발과 양손을 몸에 붙인 채 선다.
② 양발은 골반의 1.5배, 양손바닥이 머리 위에서 만난다.
③ 손과 발을 동시에 모아 ①의 자세로 돌아간다.
④ 다시 ①부터 반복한다.

주 의 무릎을 완전히 편채로 운동하면 관절에 무리가 될 수 있으니 모든 점프 동작을 할 때에는 무릎을 살짝 굽힌 상태에서 허벅지 근육을 사용해 동작을 진행해보자.

 버피(burpee) 테스트 1

공포의 체지방 감소 운동

한 번쯤 들어봤을 법한 공포의 버피! 버피는 전신을 한꺼번에 사용하는 동작으로 심폐지구력은 물론, 동작에 따라 부위별 사이즈를 감량하는 데에도 큰 도움을 준다. 또한 많은 칼로리를 소모하기 때문에 단기간 많은 감량을 하는 다이어터들에게 적합한 운동이다. 버피는 운동목적에 따라서 크게 2가지로 나눌 수 있다.

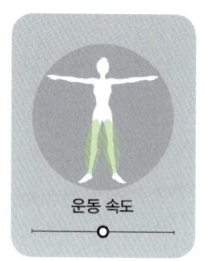
운동 속도

 x

1

2

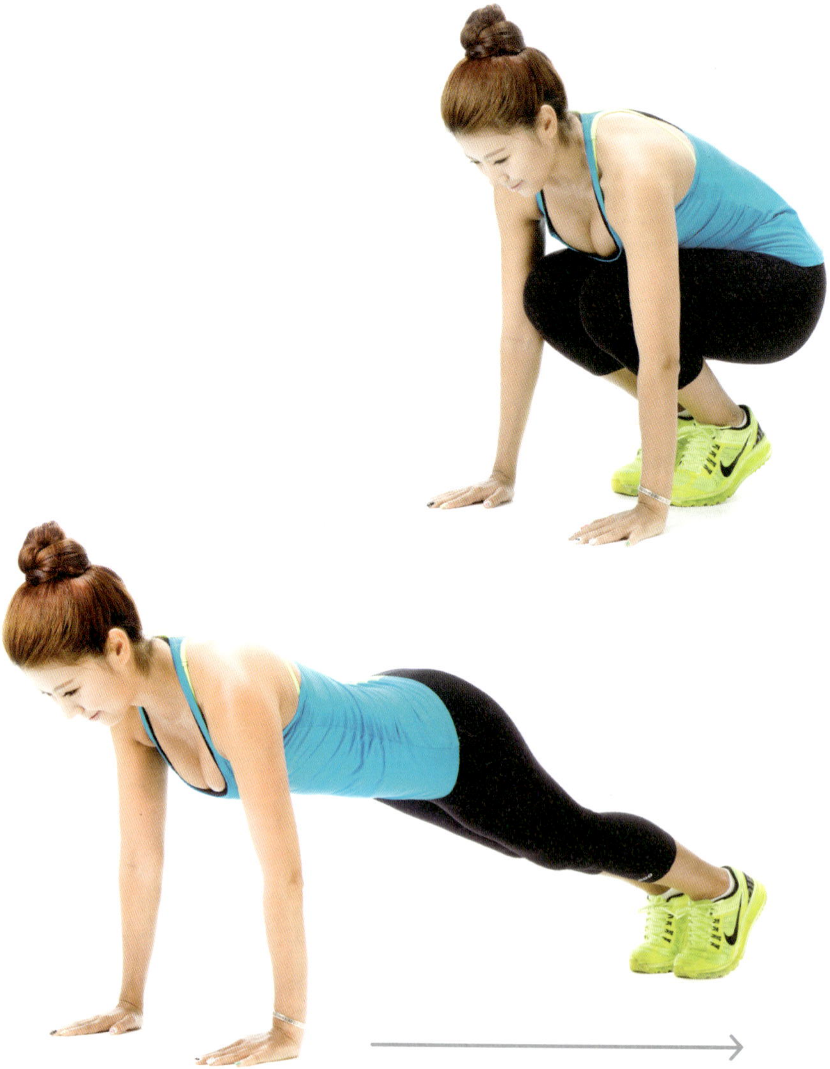

① 손은 바닥을 짚고 쭈그려 앉는다.
② 힘차게 뛰며 양발을 동시에 뻗어 엎드린 자세를 만든다.

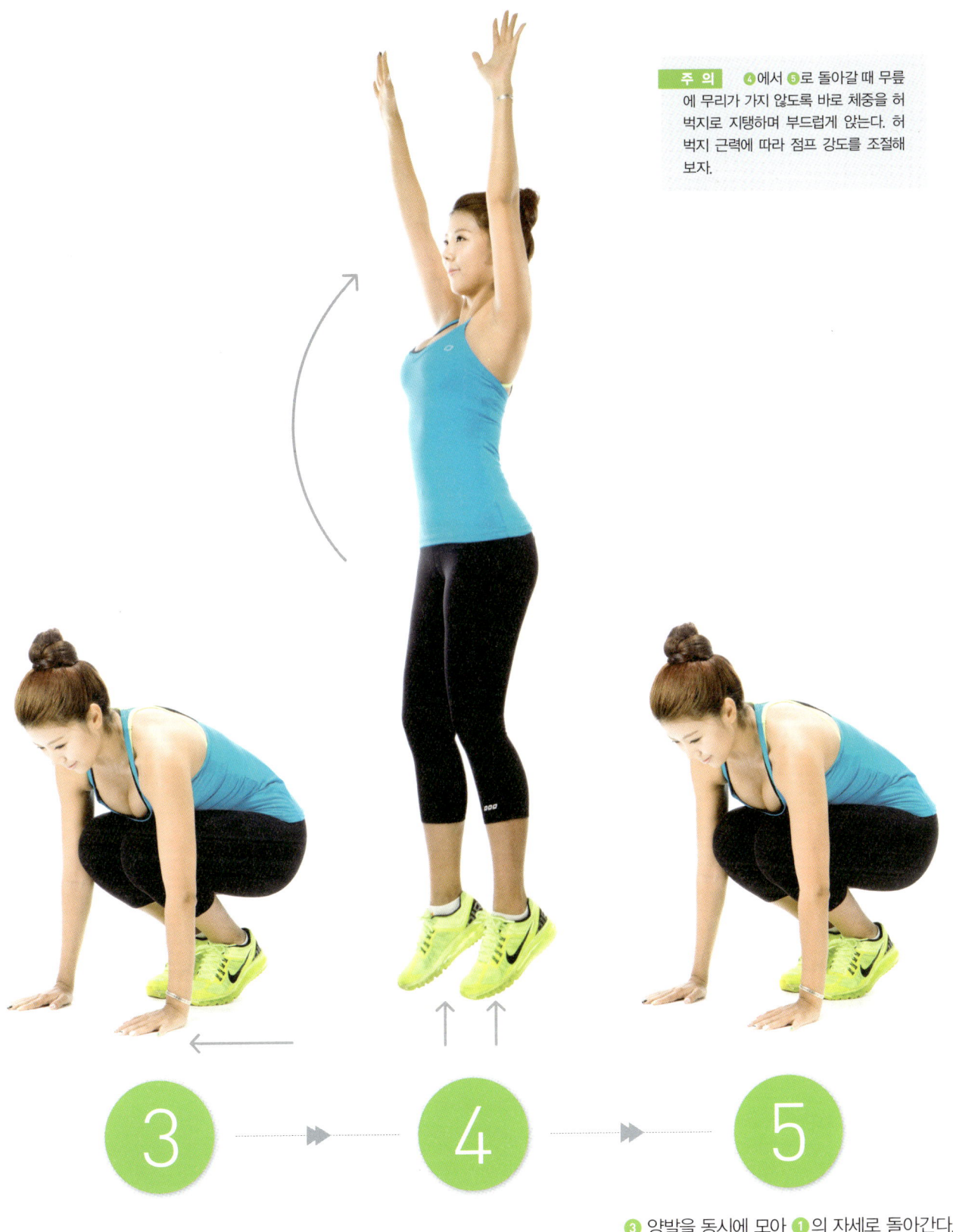

버피(burpee) 테스트 2

공포의 체지방 감소 운동

하체뿐 아니라 상체를 함께 사용함으로써 조금 더 많은 칼로리를 한꺼번에 사용할 수 있도록 구성된 버피테스트. 전신운동 프로그램으로 더욱 적합하다.

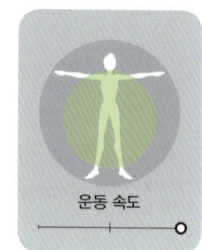

운동 속도

 x

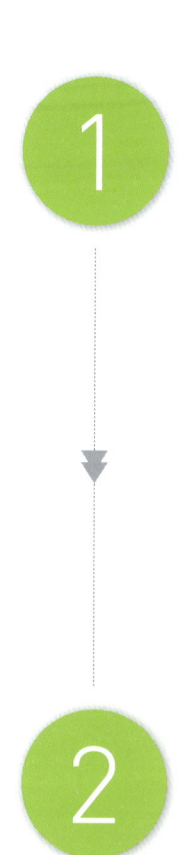

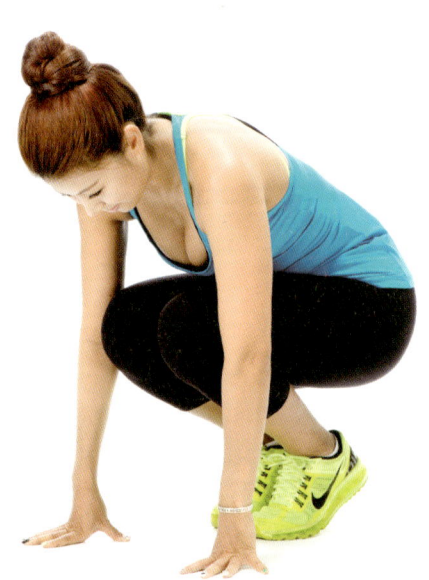

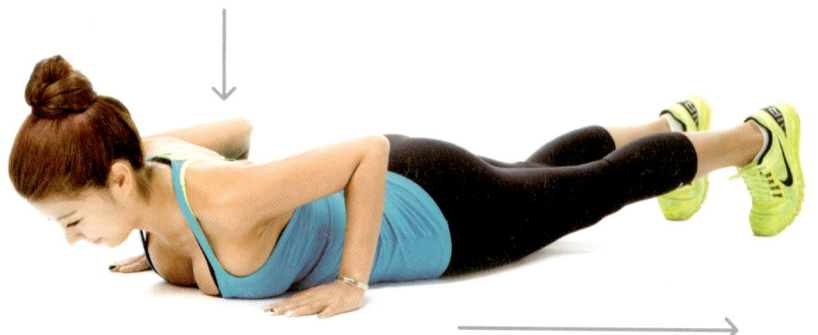

① 손은 바닥을 짚고 쭈그려 앉는다.
② 힘차게 뛰며 양발을 동시에 뻗고 가슴을 바닥에 완전히 밀착시켜 엎드린다.

2부-제이제이와 함께하는 '10일간의 기적 다이어트 운동법'

주 의   ❸에서 허리가 과도하게 꺾이지 않도록 복부에 함께 힘을 주며 일어나야 요통을 줄일 수 있다.

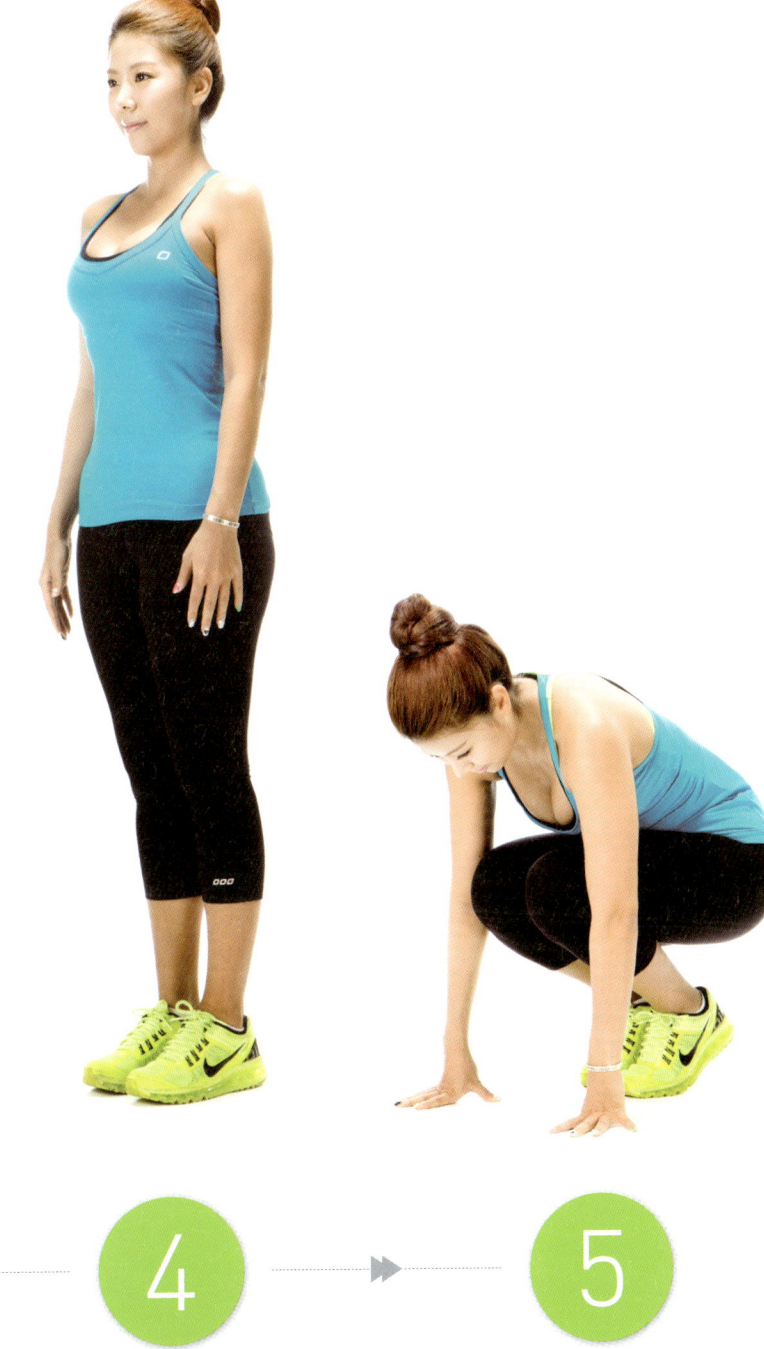

③ ④ ⑤

❸ 양발을 동시에 모아 뛰며 ❶의 자세로 돌아간다.
❹ 힘차게 일어나 차렷자세를 취한다.
❺ ❶의 자세로 돌아가 반복한다.

④ 싯업(Sit Up)

뱃살 빼는 복근 운동

특히 상복부의 근력을 키울 수 있는 운동으로 칼로리 소모가 큰 복부 운동 중 하나다. 부위에 집중하는 느낌 보다는 빠르게 동작을 진행하며 전체적인 감량을 유도하는데 효과적인 운동법이다.

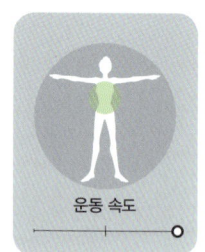
운동 속도

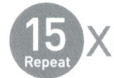
15 Repeat x 3 Set

1

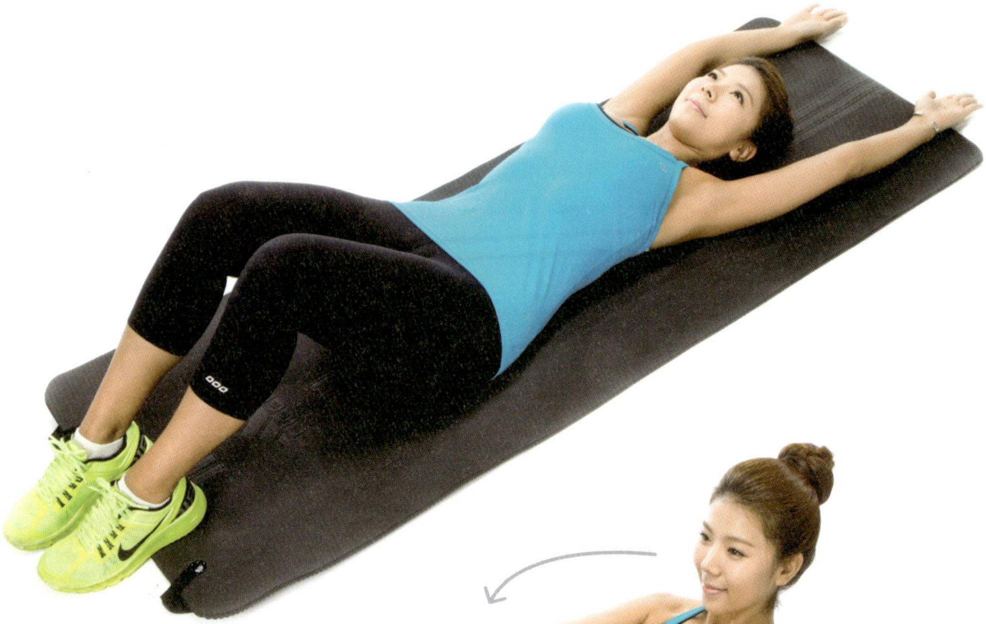

2

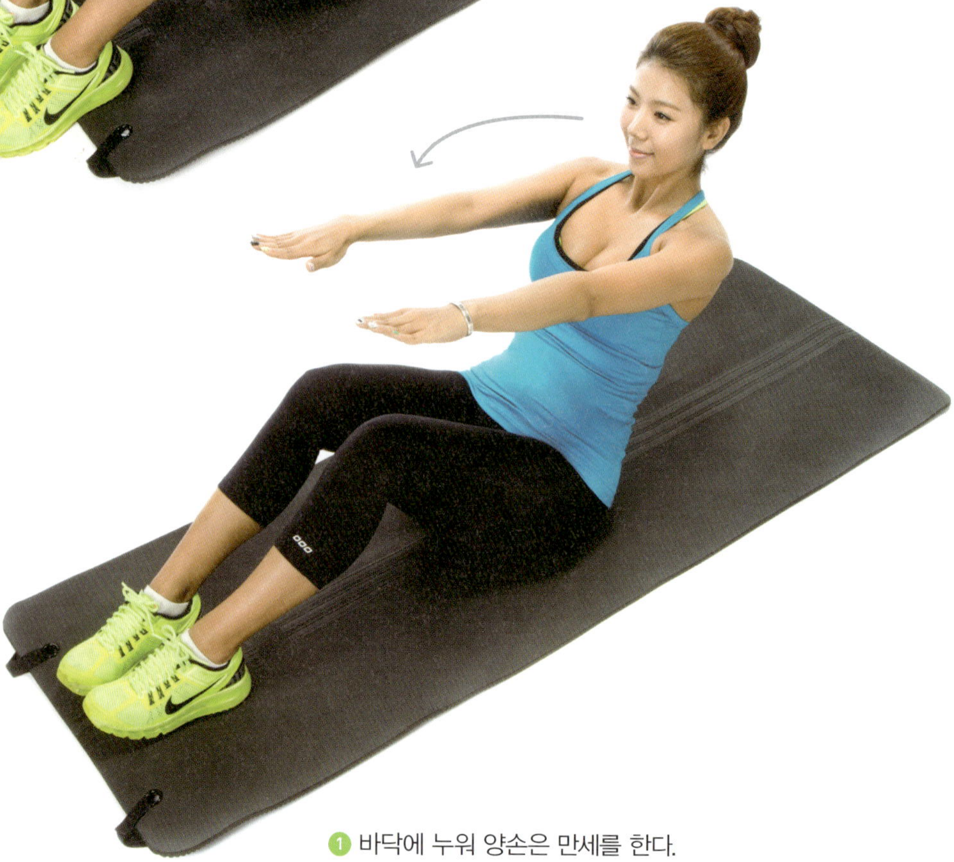

① 바닥에 누워 양손은 만세를 한다.
② 손을 앞으로 나란히 모양으로 내밀며 복부 힘으로 몸을 일으킨다.

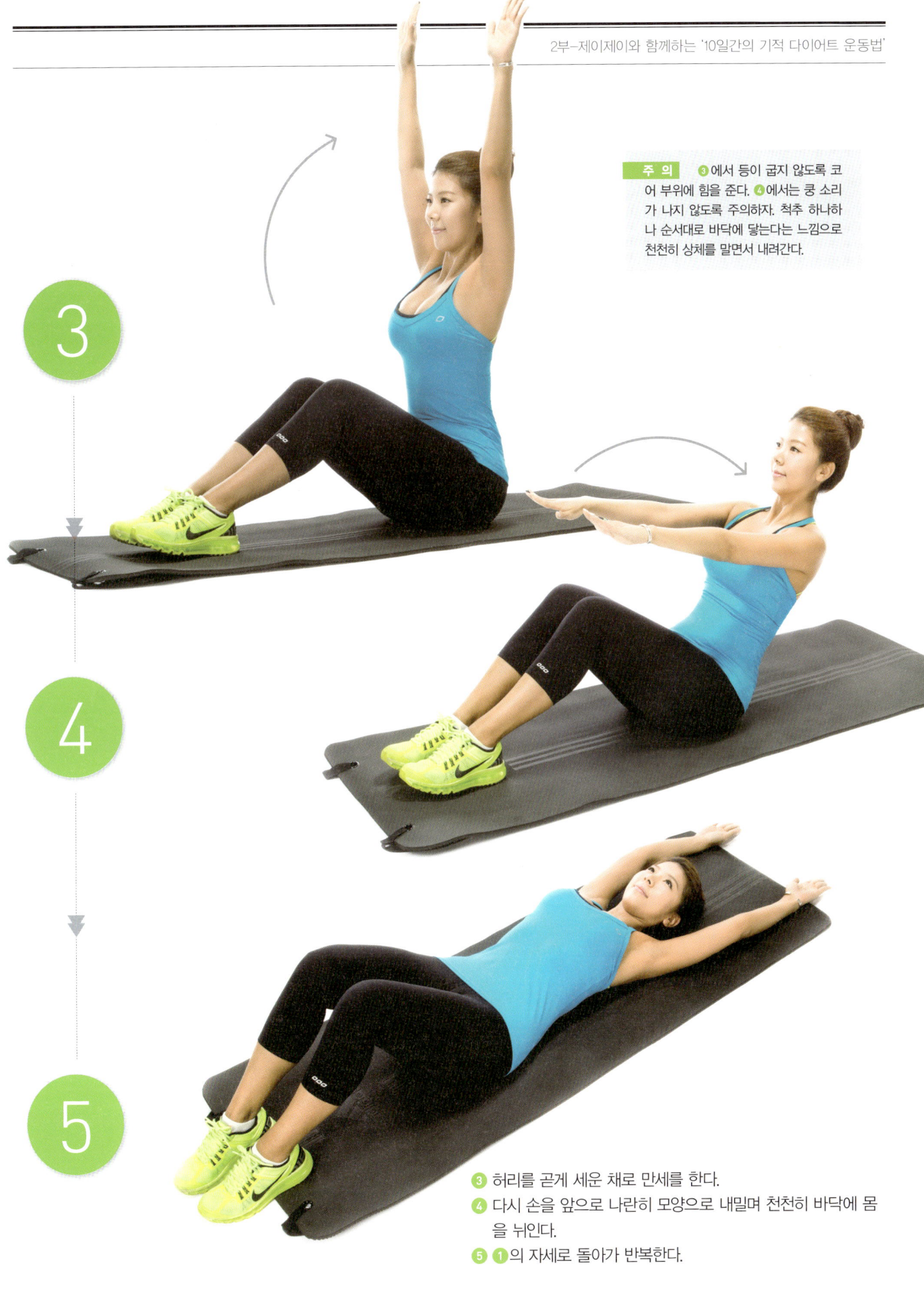

2부-제이제이와 함께하는 '10일간의 기적 다이어트 운동법'

> **주 의** ❸에서 등이 굽지 않도록 코어 부위에 힘을 준다. ❹에서는 쿵 소리가 나지 않도록 주의하자. 척추 하나하나 순서대로 바닥에 닿는다는 느낌으로 천천히 상체를 말면서 내려간다.

❸ 허리를 곧게 세운 채로 만세를 한다.
❹ 다시 손을 앞으로 나란히 모양으로 내밀며 천천히 바닥에 몸을 뉘인다.
❺ ❶의 자세로 돌아가 반복한다.

스러스터(Thrusters)

근력운동과 지방연소를 동시에

버피와 함께 마(魔)의 운동 양대산맥으로 불리우는 악마의 운동 중 하나다. 상체와 하체를 동시에 사용하기 때문에 몸의 밸런스와 협응력을 기를 수 있으며 한 번에 많은 근육이 관여하기 때문에 소모 칼로리 또한 매우 높은 동작이다. 가벼운 덤벨을 사용하고 없을 경우에는 작은 페트병을 활용하자.

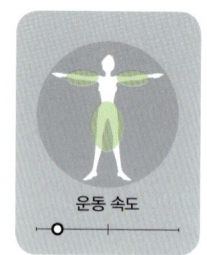
운동 속도

 x

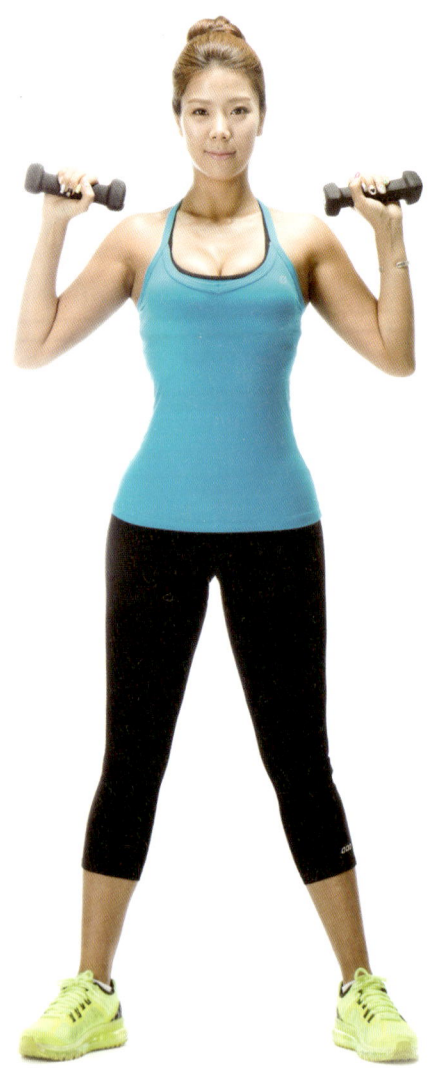

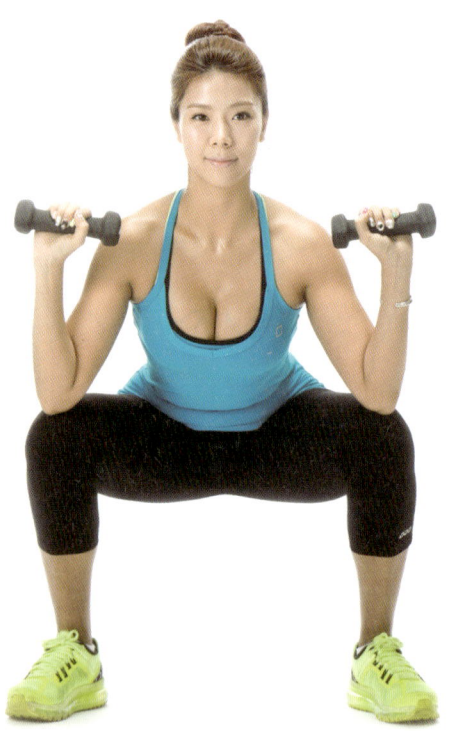

1 ➤ **2**

① 양발은 골반 너비의 1.5배로 벌린다. 덤벨은 어깨너비 보다 넓게 잡고 쇄골 라인까지 들어 올린다.
② 팔꿈치와 무릎을 맞닿도록 엉덩이를 뒤로 빼며 깊숙이 앉는다.

2부–제이제이와 함께하는 '10일간의 기적 다이어트 운동법'

> **주 의** ❷에서 허리가 굽으면 부상의 위험이 있기 때문에 항상 허리가 굽지 않도록 복부에 힘을 줘 유지해야 한다. ❹에서 앉을 때에는 천천히 무게를 허벅지로 지탱하며 앉아야 관절에 무리가 없다.

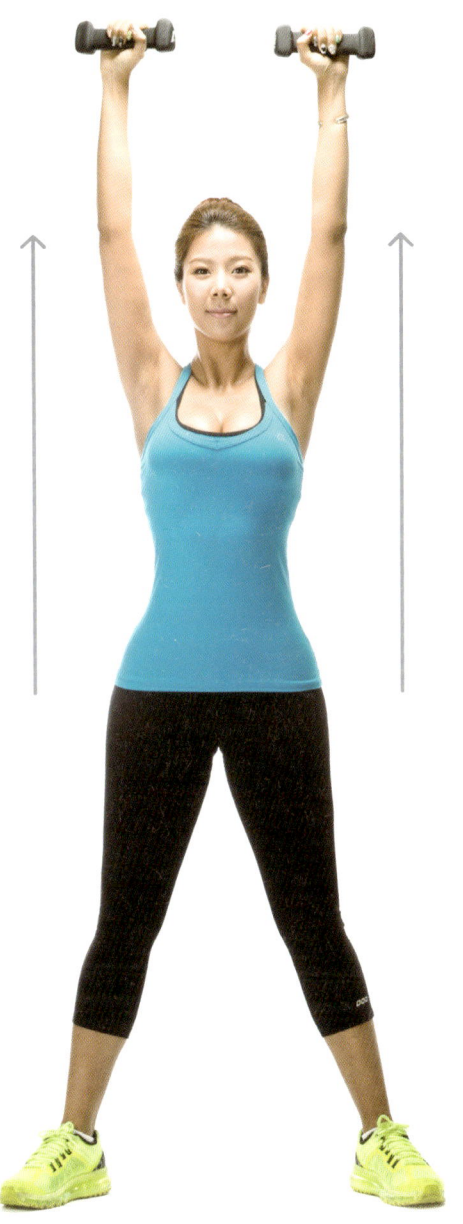

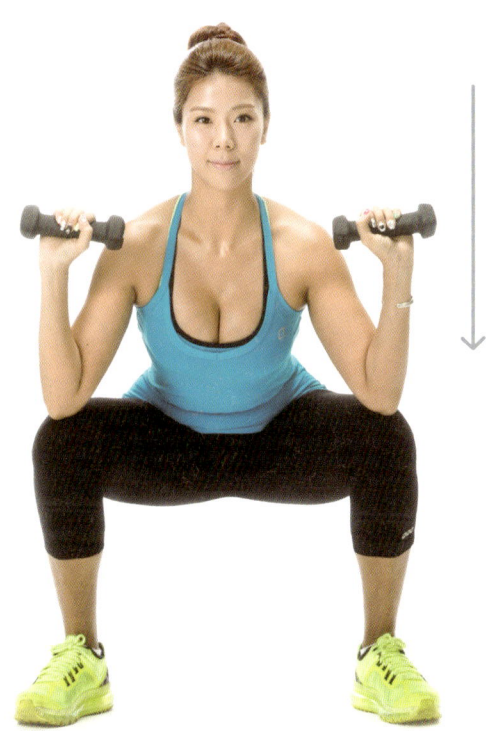

3 ▶ 4

❸ 허벅지와 양발로 바닥을 밀어낸다는 느낌으로 힘차게 일어서며 양손을 하늘을 향해 뻗는다.
❹ 천천히 엉덩이를 뒤로 빼며 ❷의 자세로 돌아가 반복한다.

 암 워킹(Arm Walking)

전신운동의 '갑 of the 갑'

상하체를 동시에 운동할 수 있는 동작이다. 특히 복부와 어깨를 매끈하게 만들 수 있는 전신운동이라 작은 공간에서 손쉽게 할 수 있는 운동을 찾는 다이어터들에게 추천한다.

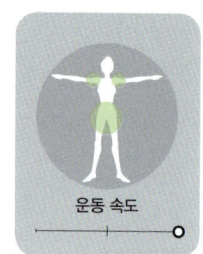

 x

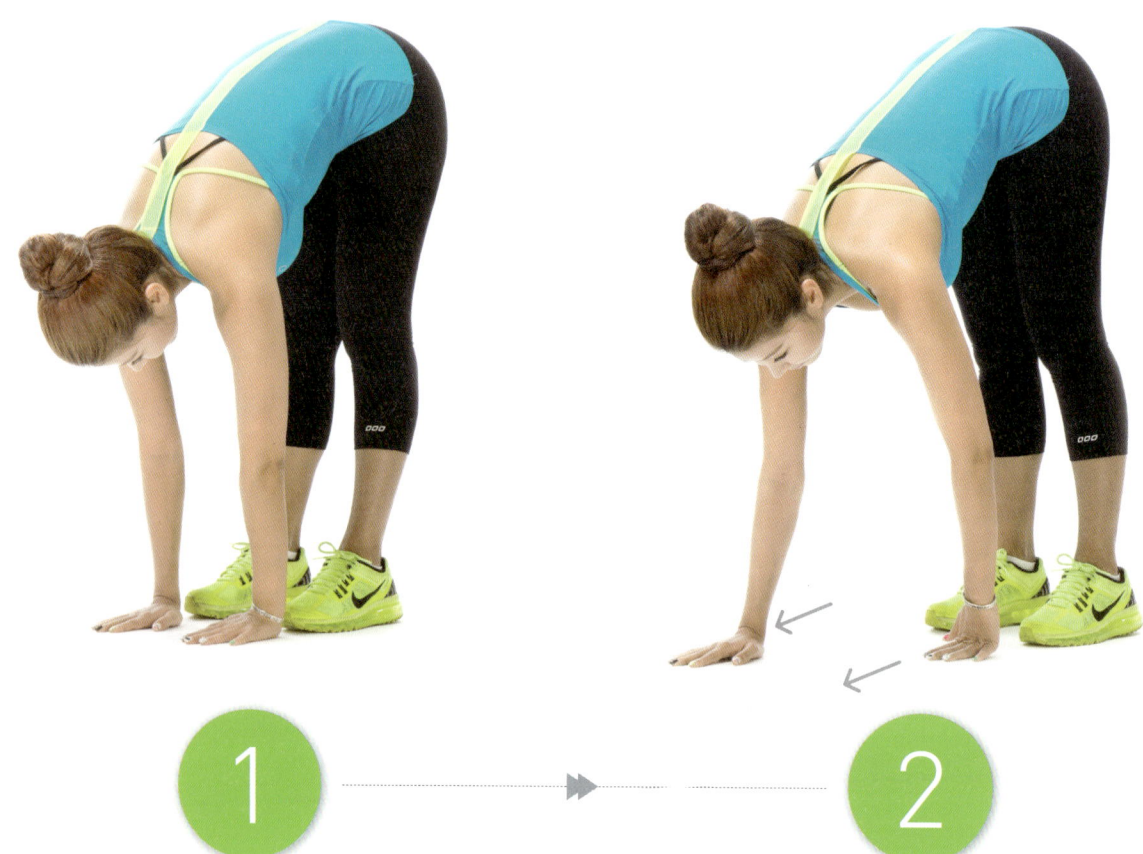

❶ 발은 골반보다 좁게 벌리고, 양손은 바닥을 짚는다.
❷ 손으로 한걸음 한걸음 걸어간다.

2부-제이제이와 함께하는 '10일간의 기적 다이어트 운동법'

주 의 모든 자세를 하는 중 최대한 종아리는 굽히지 않고 편 상태를 유지하도록 하자. 유연성이 부족하다면 발의 너비를 좀 더 넓게 벌리면 동작이 수월해진다. ❸에서 복부에 힘을 주며 체중을 분산시켜야 팔과 어깨에 무리가 덜간다.

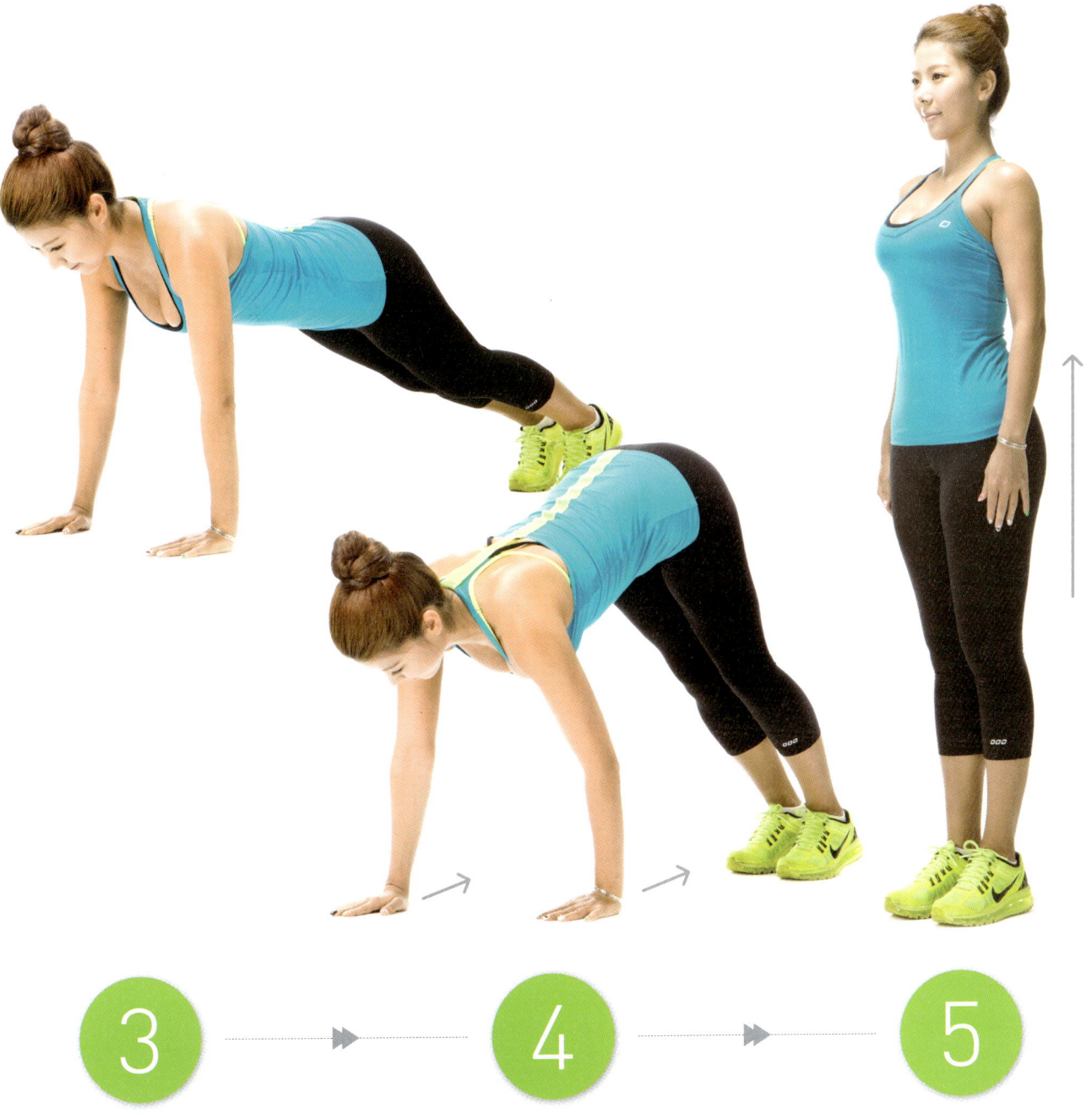

❸ 푸쉬업 자세로 엎드린다.
❹ 다시 손으로 한걸음 한걸음 돌아와 ❶의 자세로 돌아간다.
❺ 허리와 복부에 힘을 주며 힘차게 일어선 후 다시 ❶부터 반복한다.

7-1 V 업(V Up) 1

초강력 복근 운동

상체와 하체를 동시에 사용하기 때문에 복직근을 최대한 길게 늘렸다 수축하며 많은 칼로리를 소모하는 강력한 복부운동이다. 또한 복부 근육을 가장 길게 찢을 수 있는 동작이라 반복 연습하면 11자 복근을 만드는데 효과적인 동작이다.

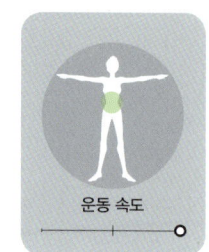

운동 속도

 x

1

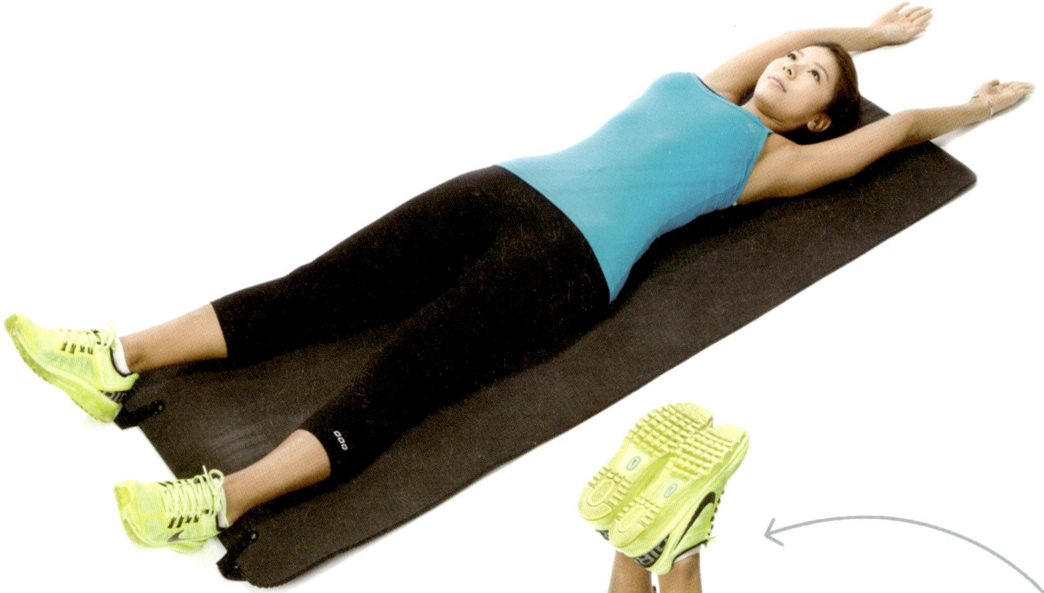

2

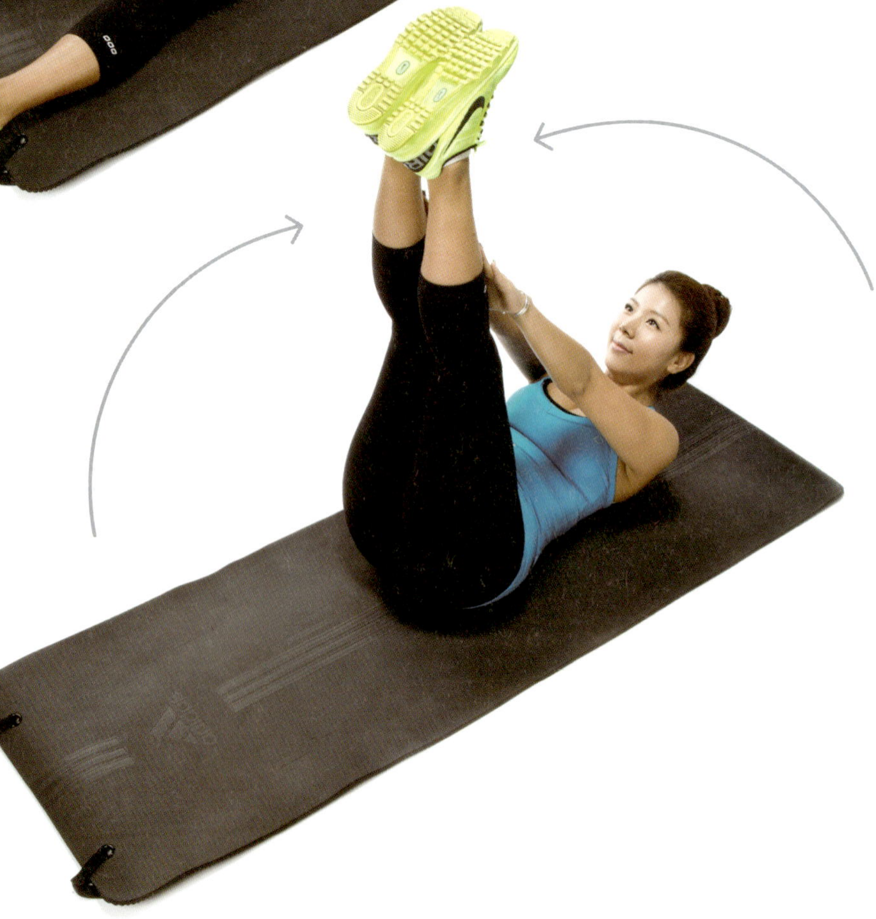

① 바닥에 누워 양손은 만세를 한다.
② 복부에 힘을 주며 상체와 하체를 들어 올려 양손을 정강이에 가져다 댄다.

2부-제이제이와 함께하는 '10일간의 기적 다이어트 운동법'

> **주 의** ❸에서 허리가 최대한 뜨지 않도록 배꼽을 가슴쪽으로 당긴다는 느낌으로 복부를 바닥에 꾹 눌러 힘을 주자. 목이 아프다면 수건으로 홀더를 만들어 뒤통수 전체를 감싼 후 동작을 진행하면 도움이 된다.

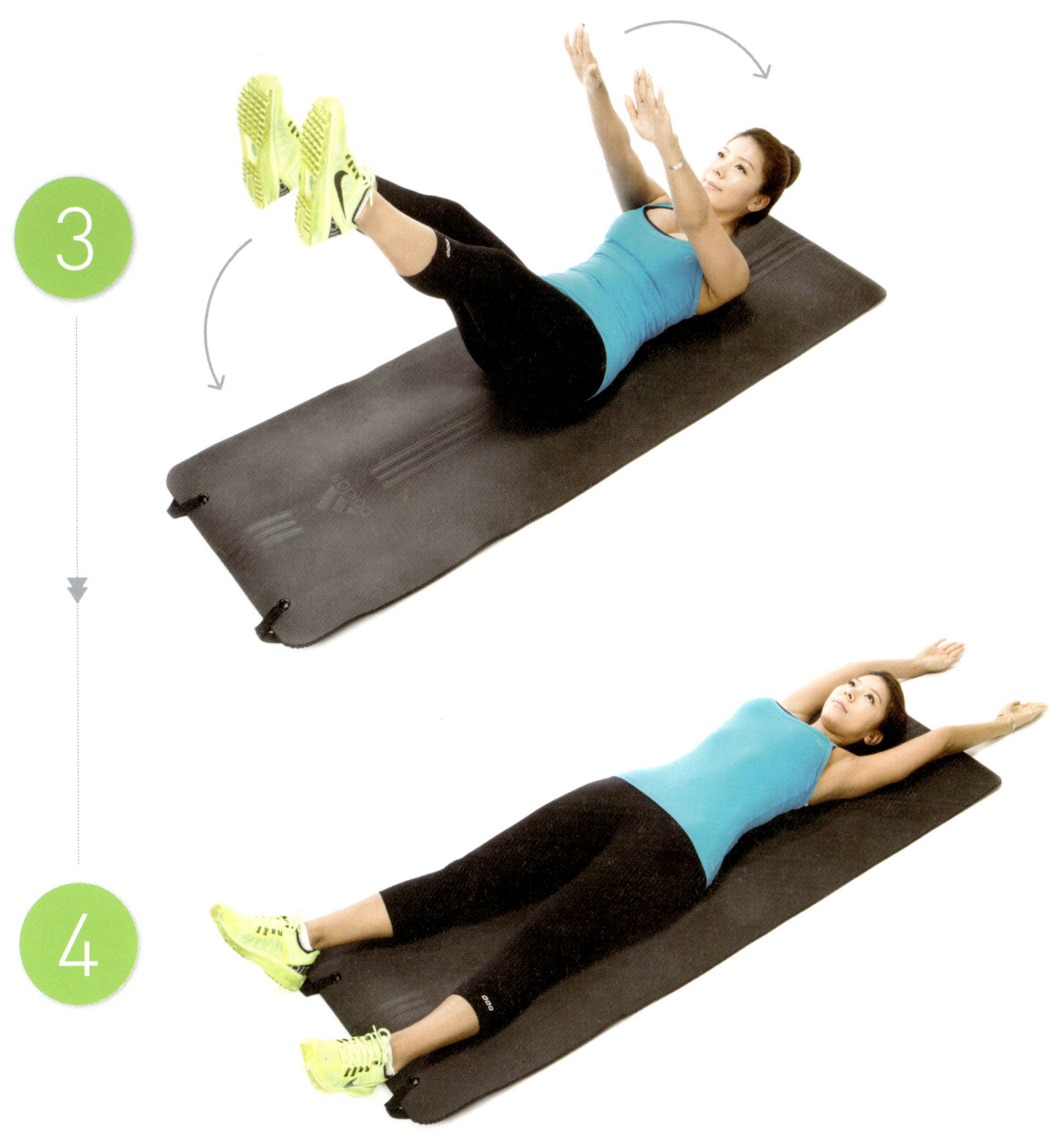

❸ 상체와 하체를 천천히 내린다.
❹ 다시 ❶부터 반복한다.

7-2 V 업(V Up) 2

초강력 복근 운동

기본 V업보다 더욱 강한 자극을 줄 수 있는 업그레이드판 V업. 상체와 하체를 나누어 사용하기 때문에 조금 더 강력하게 복부근육을 자극한다.

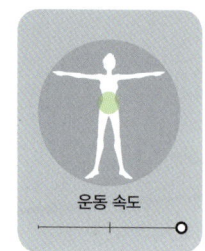

운동 속도

15 Repeat × 3 Set

1

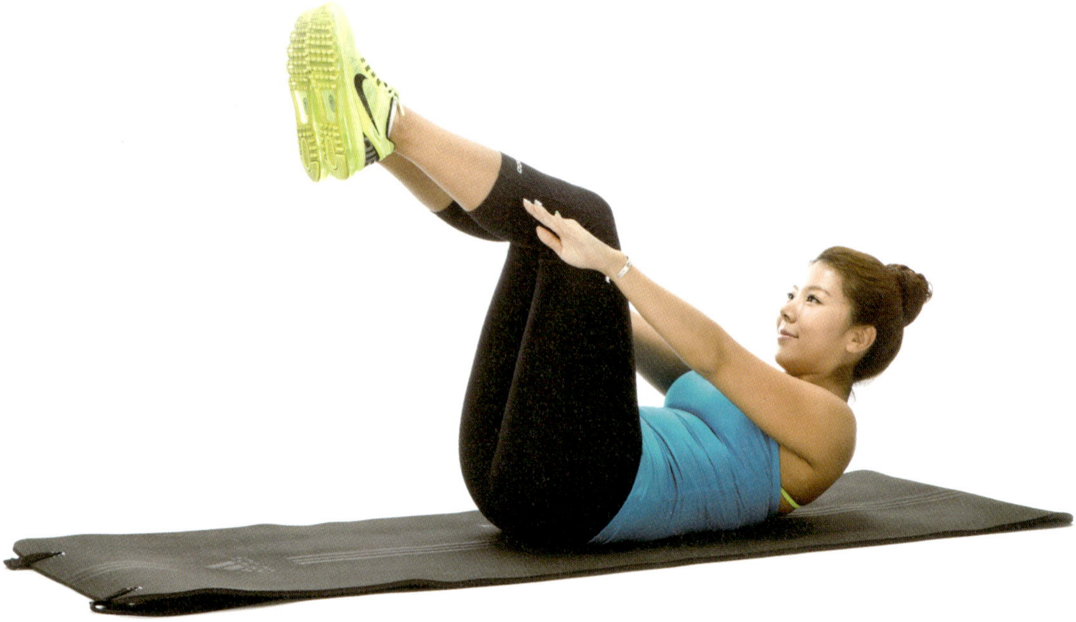

2

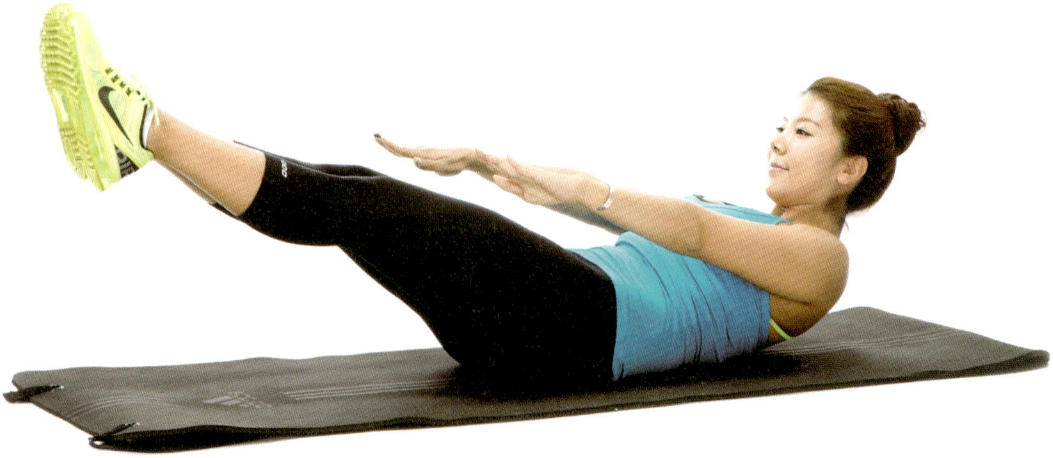

① 누운 상태로 양손은 앞으로 나란히, 양 무릎을 모아 90도로 들어올린다.
② 상체는 그대로 유지한 상태로 무릎을 천천히 펴 바닥으로 뻗어 내린다.

2부-제이제이와 함께하는 '10일간의 기적 다이어트 운동법'

> **주 의** 하지를 사용한 모든 복부운동이 그렇듯 이 동작 역시 다리가 내려갈 때 허리가 최대한 뜨지 안도록 복부를 눌러주려는 노력이 필요하다.
> ❹에서 종아리가 바닥을 향해 쳐지지 않도록 정강이를 들어올려 지면과 평행 상태를 유지하자.

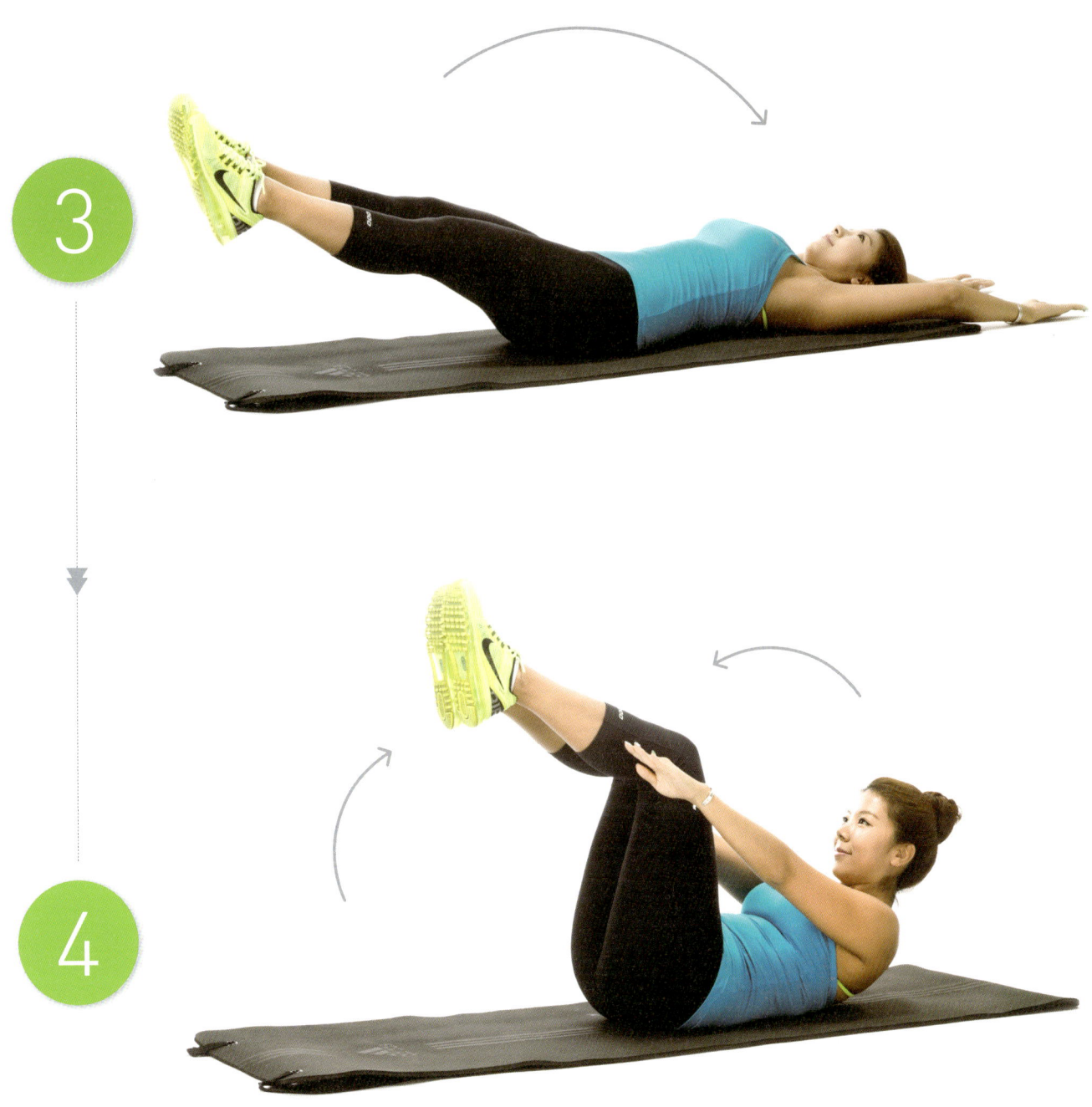

❸ 다리를 그대로 유지한 상태로 상체를 뒤로 만세를 하며 누워 날개뼈가 바닥에 닿도록 눕는다. (다리는 바닥에 닿지 않는다)
❹ 상·하체 동시에 접어 ❶의 자세로 돌아온다. 다시 ❷부터 반복한다.

8 와이드 스쿼트라이셉스(Wide Squatriceps)

힙업과 저고리살을 한 번에 정리하자!

상체와 하체 두 가지 동작이 접목되어 기존 와이드 스쿼트보다 더 강도가 높고 운동효과가 큰 동작이다. 허벅지 안쪽과 뒤쪽의 탄력을 잡아주는 동시에 고민 부위인 팔 뒤쪽 살도 정리해주는 것이 가장 큰 장점! 가벼운 덤벨을 사용하면 더 효과적이다. 덤벨이 없을 경우에는 작은 페트병을 사용해도 된다.

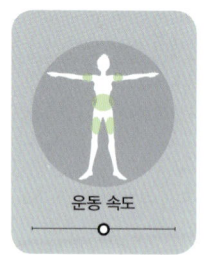
운동 속도

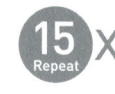
15 Repeat × 3 Set

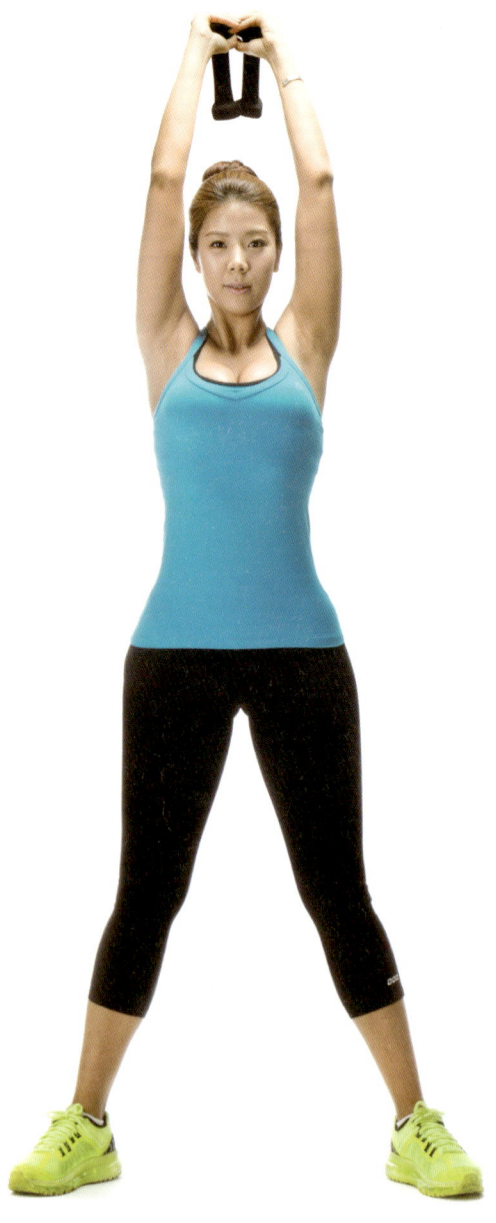

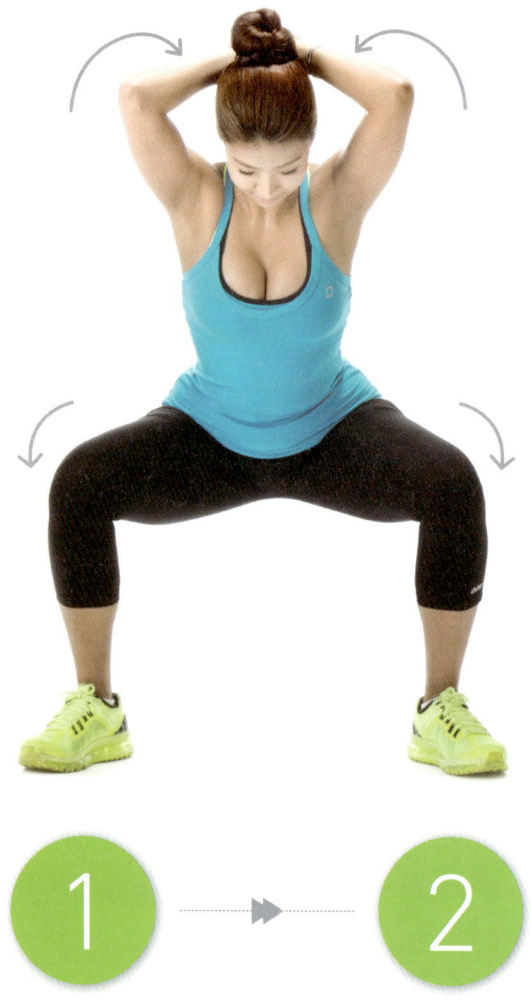

1 ▶ **2**

① 양발은 골반 너비의 1.5배로 넓게 벌려 서고, 양손은 머리 위로 들어올린다.
② 엉덩이를 뒤로 빼면서 깊게 앉으며 팔꿈치를 뒤로 굽혀 내린다.

2부-제이제이와 함께하는 '10일간의 기적 다이어트 운동법'

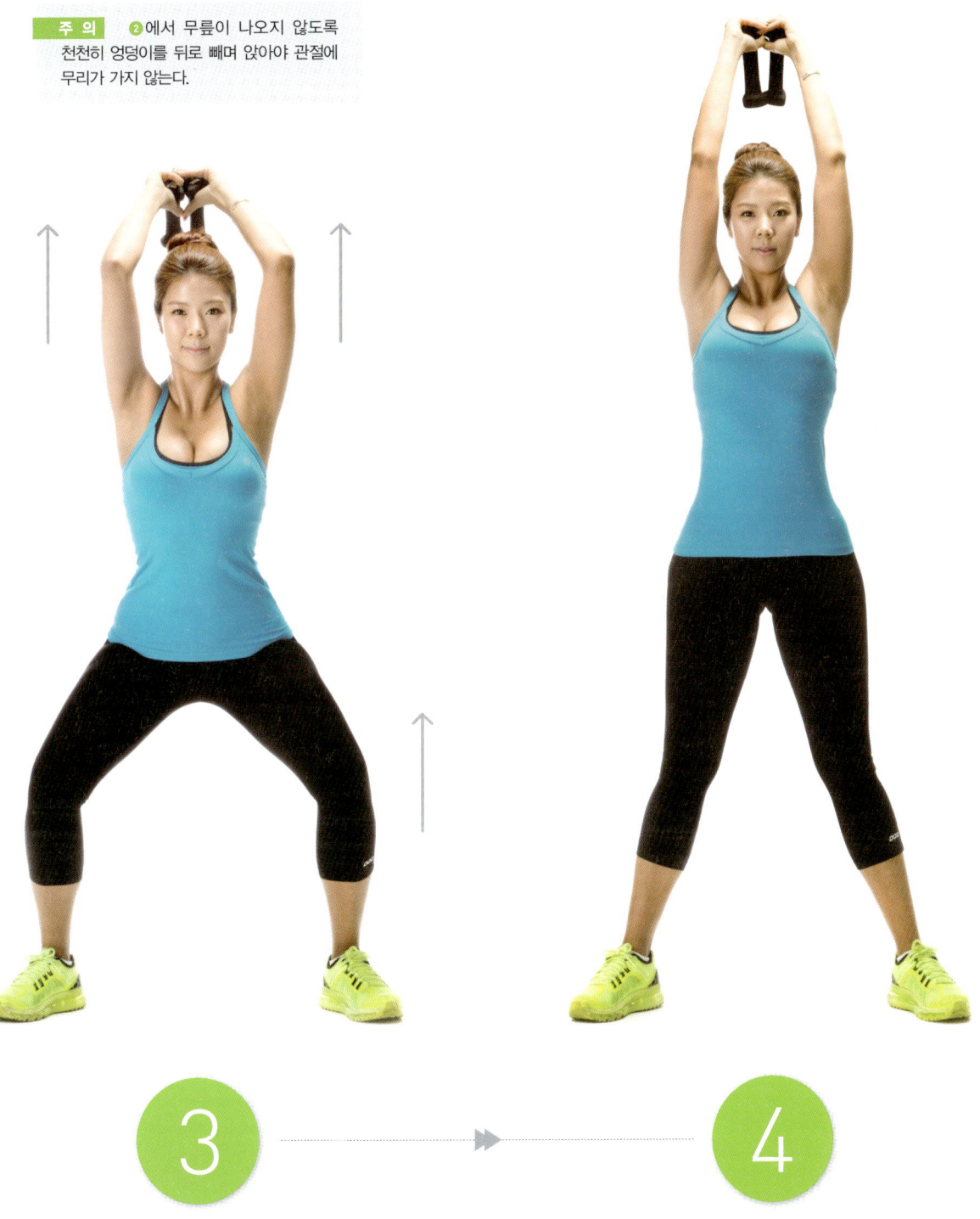

주 의 ❷에서 무릎이 나오지 않도록 천천히 엉덩이를 뒤로 빼며 앉아야 관절에 무리가 가지 않는다.

❸ 허벅지 위쪽에 힘을 주며 일어서는 동시에 팔꿈치를 펴 올린다.
❹ 다시 ❶부터 반복한다.

점프 스쿼트(와이드)(Jump Squat – Wide)

슬림한 하체 라인 만들기

점프 스쿼트는 허벅지의 사이즈를 줄이는데 매우 효과적인 운동이다. 일반 스쿼트로 줄 수 있는 자극과는 또 다른 자극을 느낄 수 있으며 근육의 크기를 유지하며 탄력있는 바디라인을 만드는데 도움을 주는 동작이기 때문에 사이즈 감량 다이어트를 할 때에는 필수가 되는 운동이다.

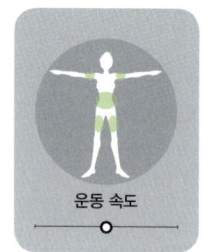
운동 속도

 x

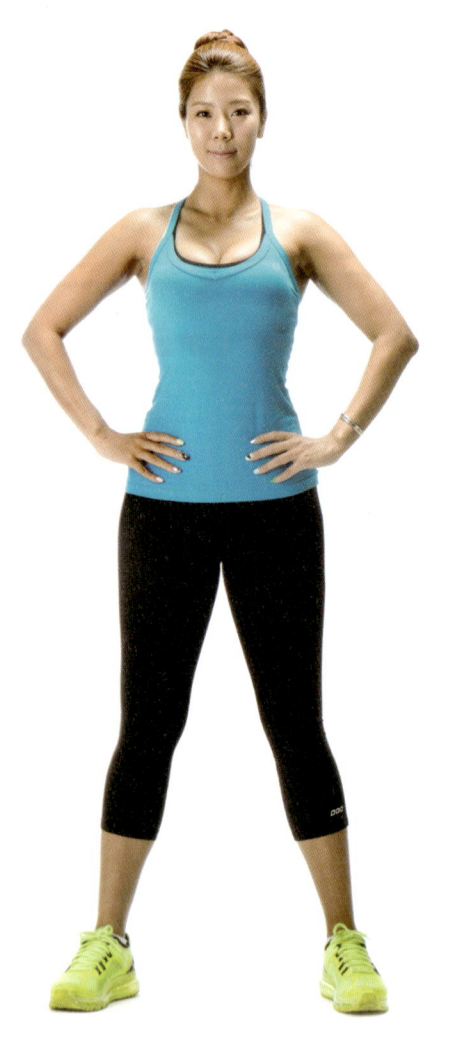

1

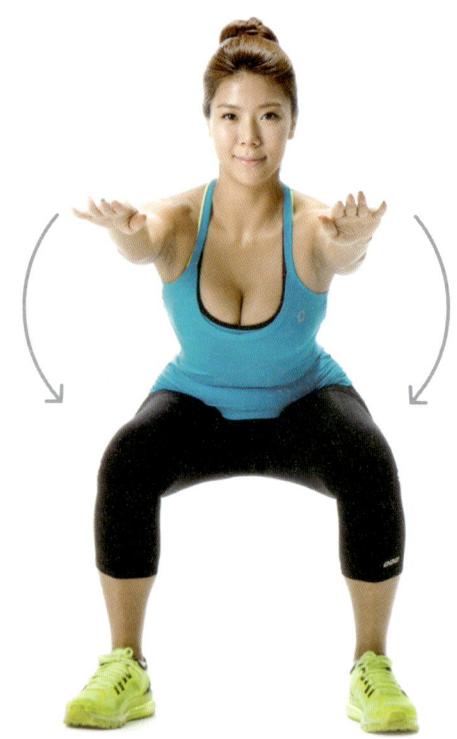

2

❶ 양발은 골반 너비의 1.5배로 넓게 벌리고 양손은 허리에 얹는다.
❷ 엉덩이를 뒤로 빼면서 깊게 앉아 스쿼트 자세를 취한다.

2부-제이제이와 함께하는 '10일간의 기적 다이어트 운동법'

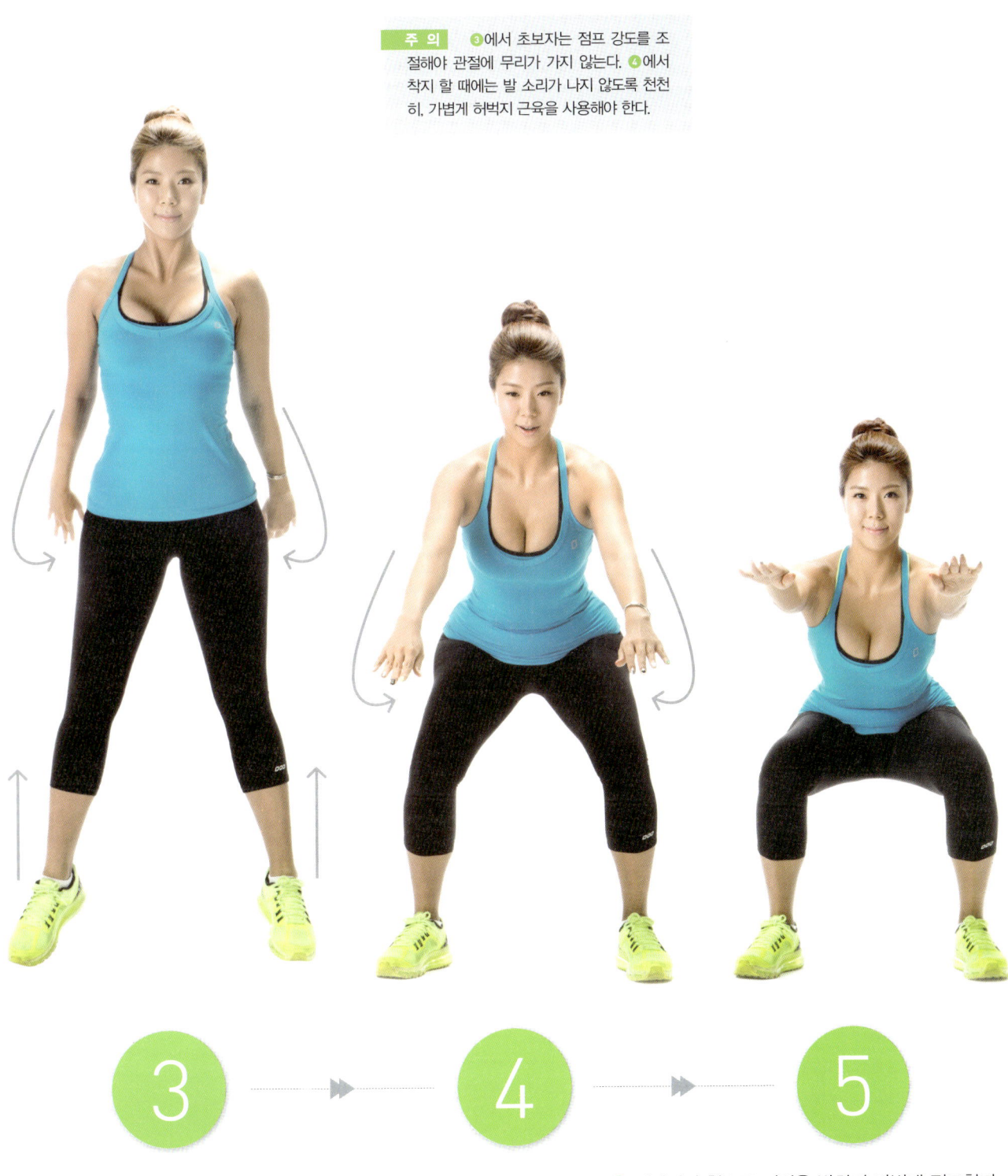

주 의 ❸에서 초보자는 점프 강도를 조절해야 관절에 무리가 가지 않는다. ❹에서 착지 할 때에는 발 소리가 나지 않도록 천천히, 가볍게 허벅지 근육을 사용해야 한다.

❸ 허벅지의 힘으로 지면을 박차며 가볍게 점프한다.
❹ 무릎을 굽히고 허벅지 힘으로 체중을 버티며 사뿐하게 착지한다.
❺ 다시 ❷부터 반복한다.

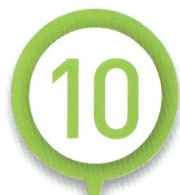 사이드 런지 숄더(Side Lunge Shoulder)

허벅지 안쪽이 고민이라면

군살이 많은 허벅지 안쪽을 효과적으로 자극하며 동시에 어깨라인을 잡아주는데 도움을 주는 운동이다. 상체와 하체를 동시에 사용하기 때문에 밸런스를 잡기 훨씬 어렵고 운동 효과가 크다. 가벼운 덤벨을 사용하고 없을 경우에는 작은 페트병을 활용하자.

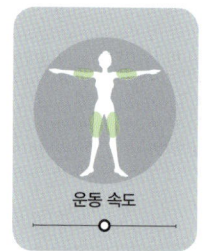
운동 속도

 x

주 의 ❷의 자세에서 정강이가 지면과 수직이 될 수 있도록 주의하자. 무릎의 방향과 나의 엄지발가락 방향이 일치해야 올바른 자세이다. 자세가 중간에 끊기지 않도록 부드럽게 이어서 동작을 진행해야 효과가 좋다.

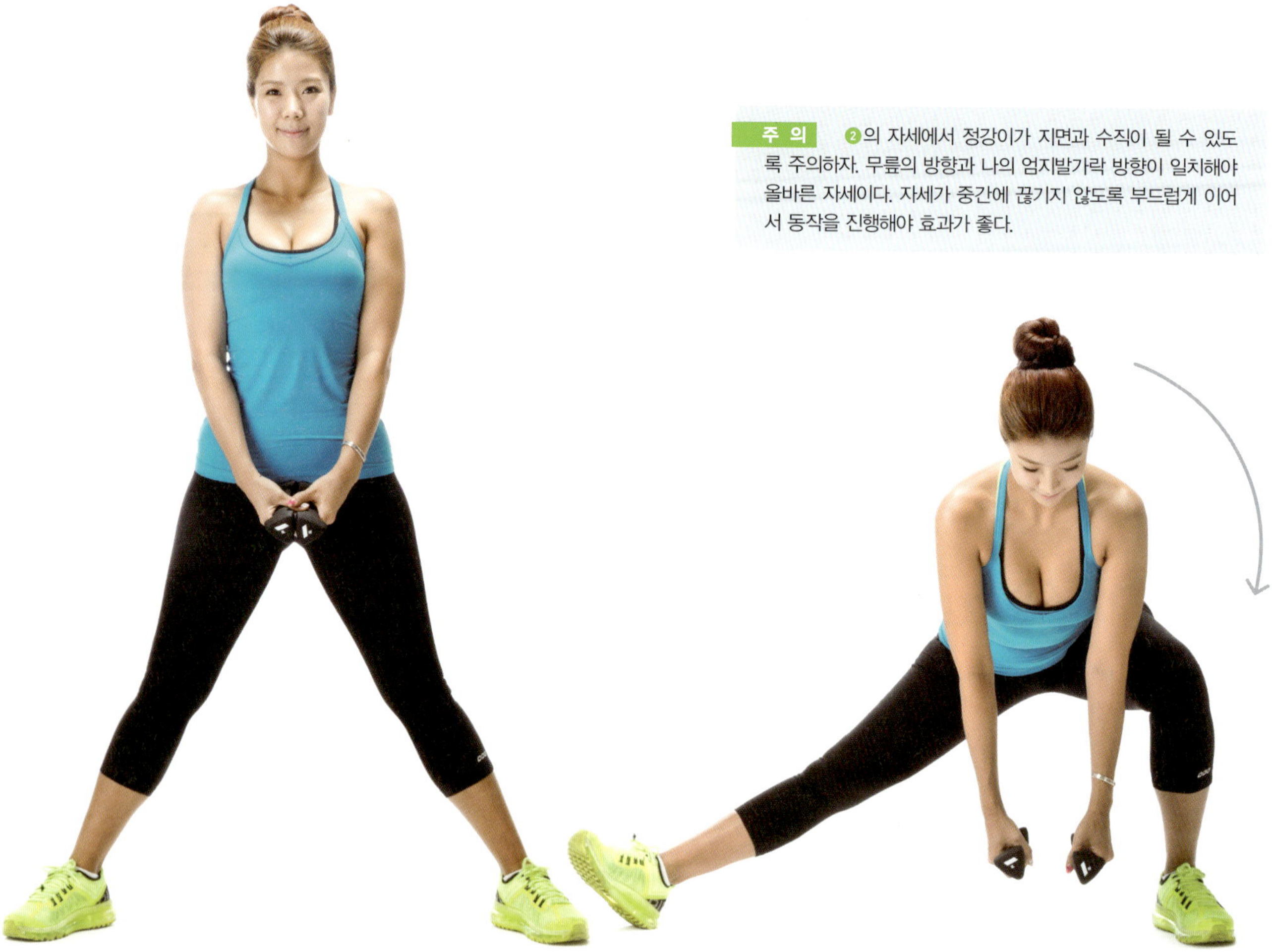

1 ➡ 2

❶ 양발을 넓게 벌리고 선다. 양손은 아래로 모아 내린다.
❷ 엉덩이를 뒤로 빼며 한쪽 발에 무게를 실어 깊게 앉는다.

2부–제이제이와 함께하는 '10일간의 기적 다이어트 운동법'

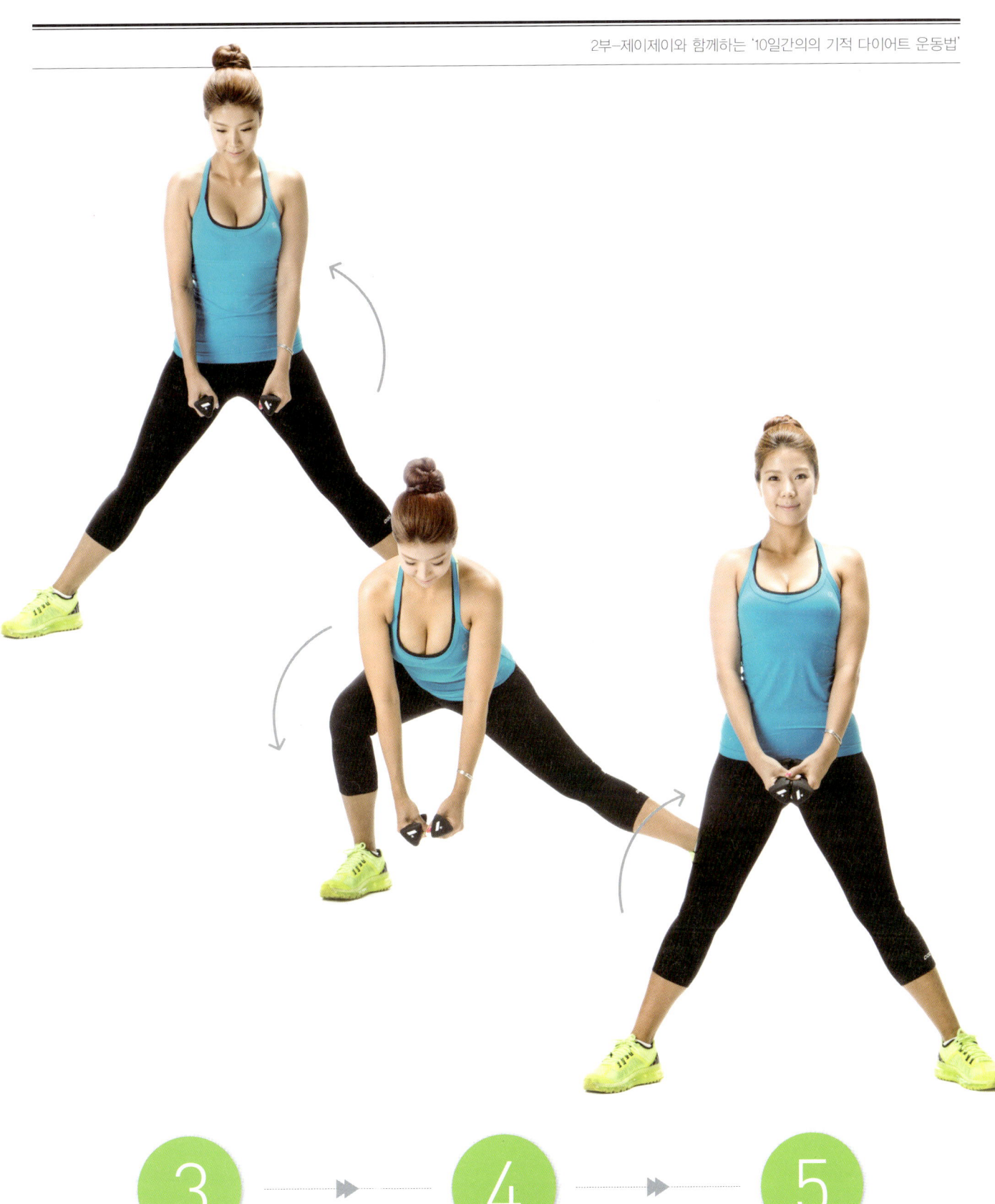

❸ 무게가 실린 쪽 허벅지에 힘을 주며 일어선다.
❹ 반대편 발에 무게를 실으며 천천히 엉덩이를 빼며 앉는다.
❺ 다시 ❶ 부터 반복한다.

11 시티드 레그레이즈(Seated Leg Raise)

복부와 하체를 동시에 잡자!

전체적인 코어와 함께 허벅지 위쪽도 함께 사용하는 강도 높은 전신운동이다. 이 운동을 통해 하체의 탄력있는 라인은 물론 코어의 힘까지 기를 수 있으니 일석이조!

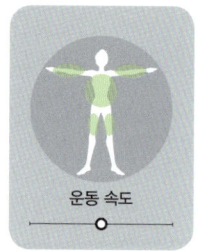

운동 속도

 x

1

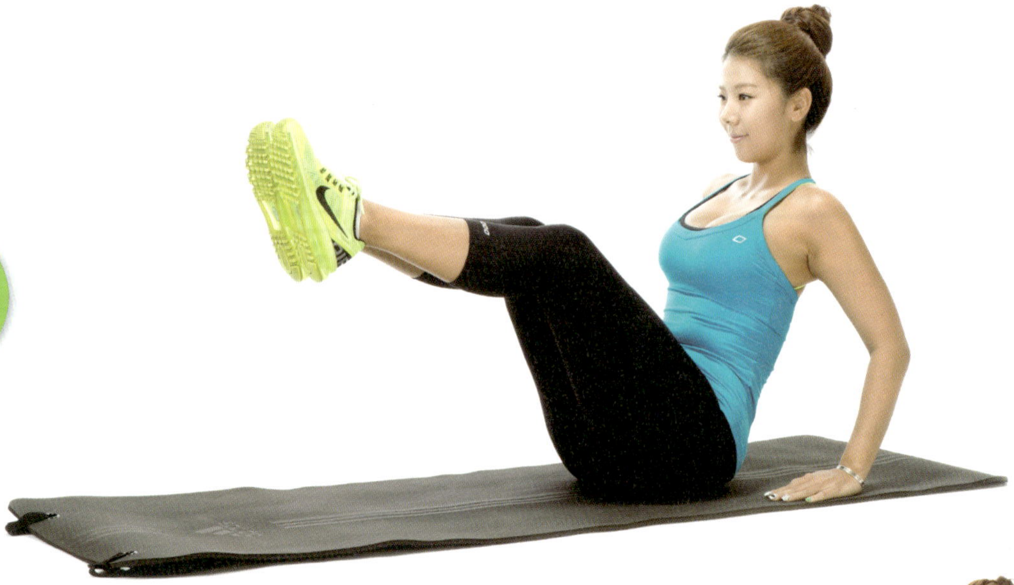

2

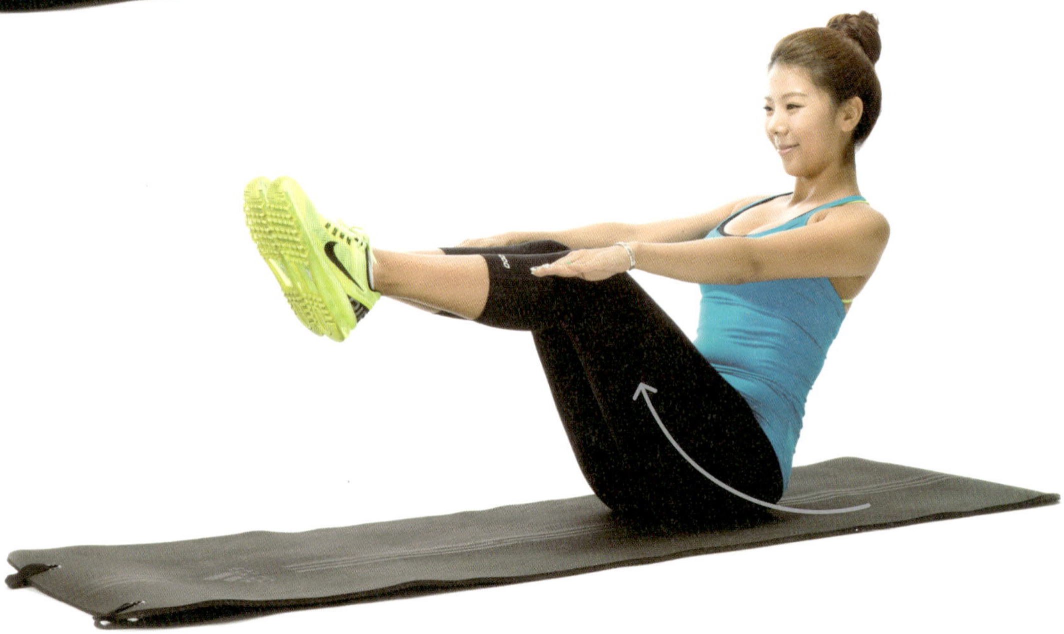

❶ 바닥에 앉아 양다리를 모아 직각으로 들어올린다.
❷ 양손을 앞으로 나란히 자세로 들어올려 중심을 잡는다.

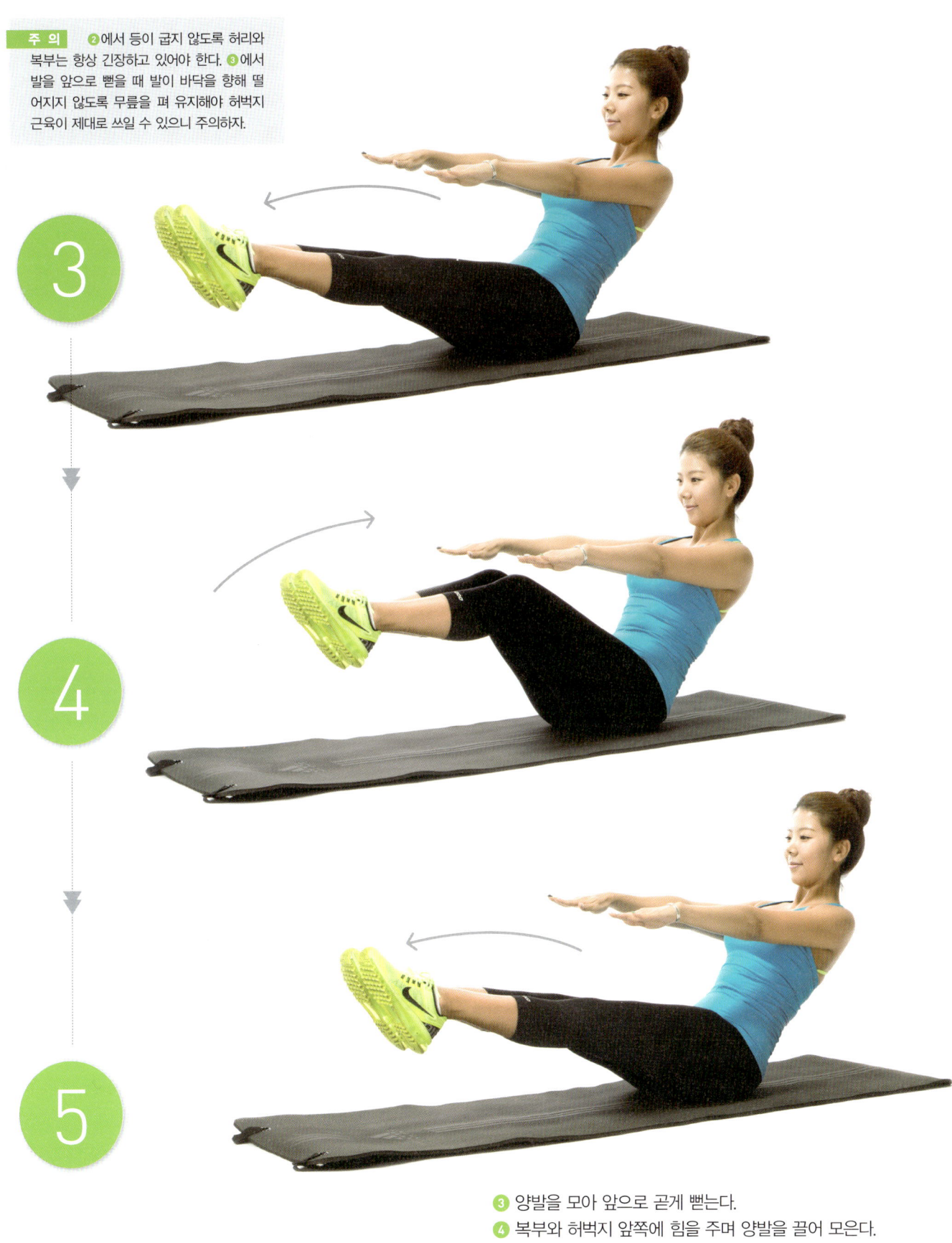

촙(chop)

러브핸들을 없애기 위한 가장 좋은 운동

촙은 전신운동이자 옆구리 살을 빼는데 효과가 좋다. 하체의 사이즈 감량은 물론 옆구리쪽 군살을 한꺼번에 케어할 수 있는 운동이므로 덤벨 무게를 다양하게 함으로써 강도를 조절할 수 있다. 가벼운 덤벨을 사용하고 없을 경우에는 작은 페트병을 활용하자.

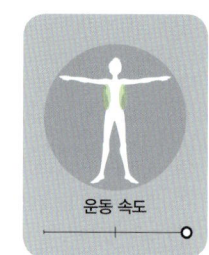

운동 속도

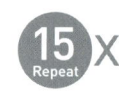 x

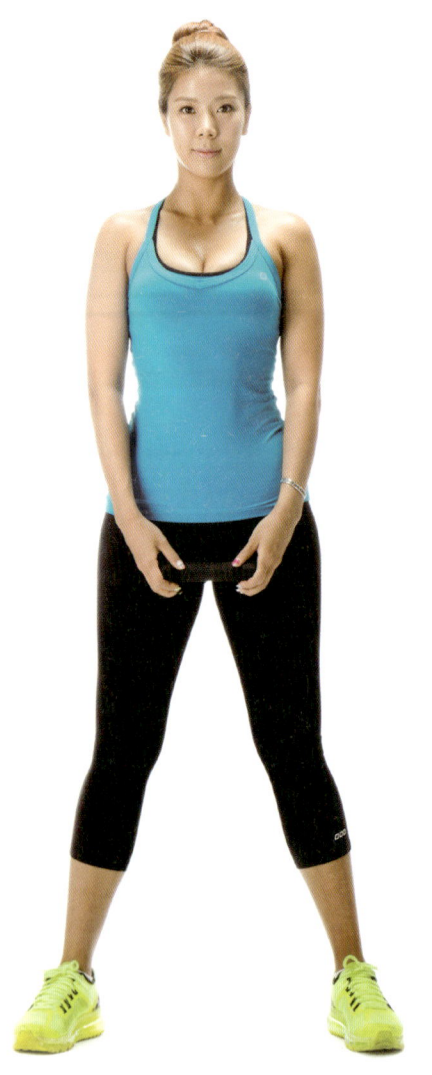

1

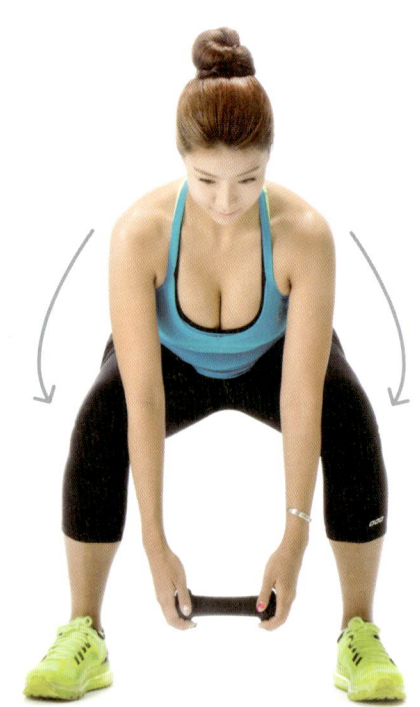

2

❶ 양발은 골반 너비로 벌리고 선다.
❷ 엉덩이를 뒤로 빼며 앉는다. 덤벨을 든 손은 바닥을 향해 늘어뜨린다.

2부–제이제이와 함께하는 '10일간의 기적 다이어트 운동법'

주 의 ❸에서 충분히 상체를 비틀어 시선이 덤벨을 향하도록 한다. 덤벨의 무게가 너무 무거우면 어깨에 무리가 가기 때문에 충분히 본인이 컨트롤 가능한 무게를 선택해야 한다.

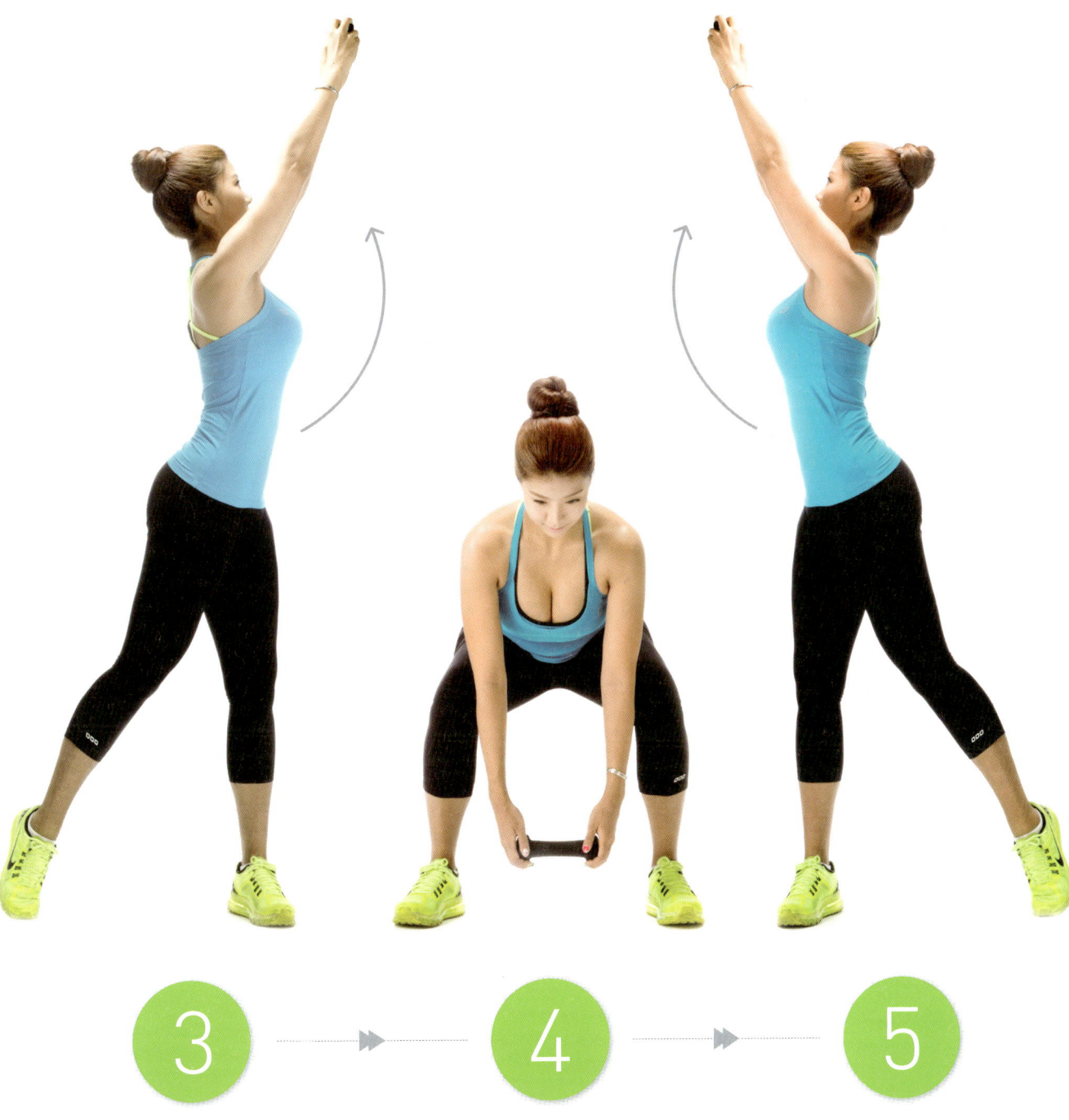

❸ 일어서는 동시에 상체를 왼쪽으로 비틀어 덤벨을 사선으로 들어올린다.

❹ 정면으로 돌아와 천천히 앉으며 덤벨을 아래로 늘어뜨린다.

❺ 이번에는 오른쪽으로 비틀어 덤벨을 사선으로 들어올린다. 다시 ❶ 부터 반복한다.

 ## 사이드 플랭크(Side Flank)

슬림한 허리 라인을 원한다면

코어 중에서도 특히 고민 부위인 옆구리쪽 탄력을 관리해 주는데 뛰어난 운동이다. 일반 플랭크보다 훨씬 더 난이도가 높다. 가동 범위는 작으나 온 몸을 사용하는 만큼 힘이 들고 전체적인 근육을 사용하는 운동이므로 꾸준히 연습해보자.

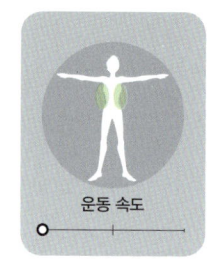
운동 속도

 x

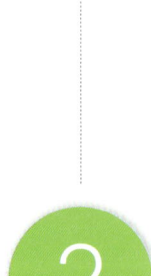

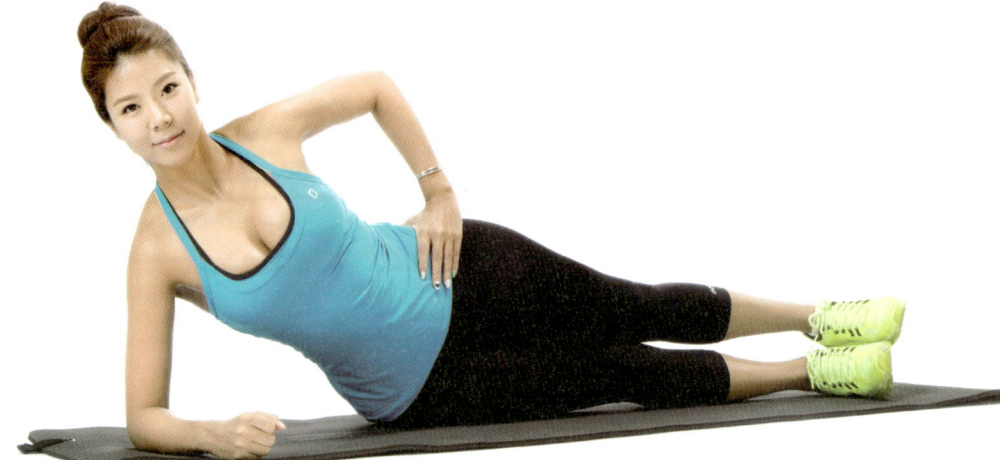

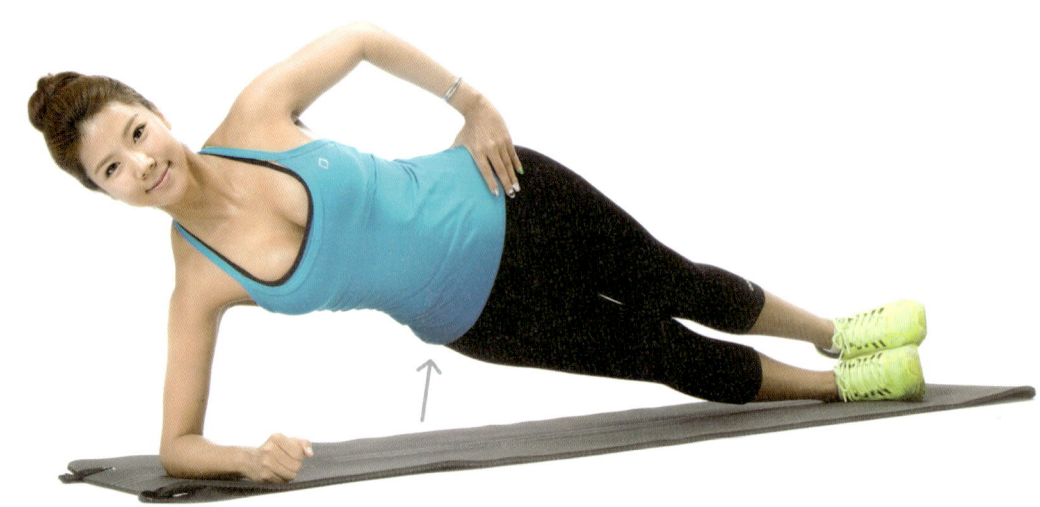

❶ 발끝부터 머리가 일직선이 되도록 옆으로 눕는다. 팔꿈치는 어깨 바로 밑에서 체중을 지탱한다.

❷ 바닥과 가까운 쪽 옆구리에 힘을 주며 위쪽으로 몸을 최대한 높이 들어올린다.

2부–제이제이와 함께하는 '10일간의 기적 다이어트 운동법'

> **주의** 초보자나 체중이 많이 나가는 경우 코어의 힘으로 체중을 지탱하기가 힘들다. 따라서 한쪽 손으로 바닥을 짚어 강도를 조절해보자.

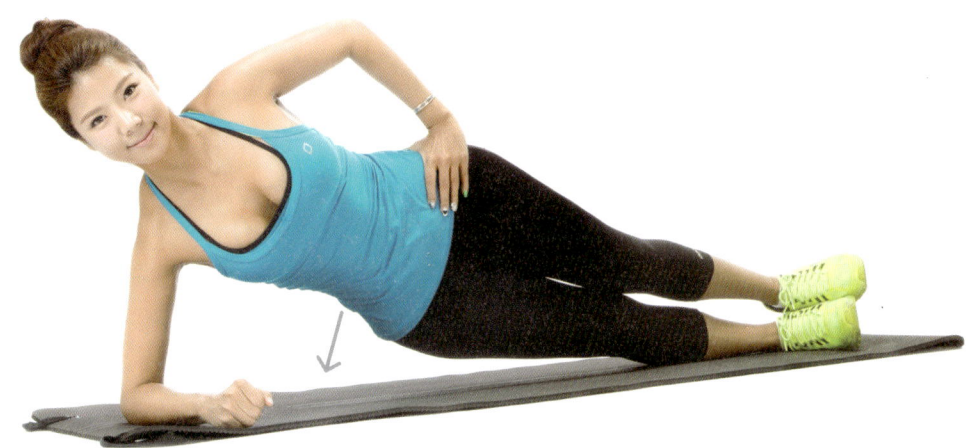

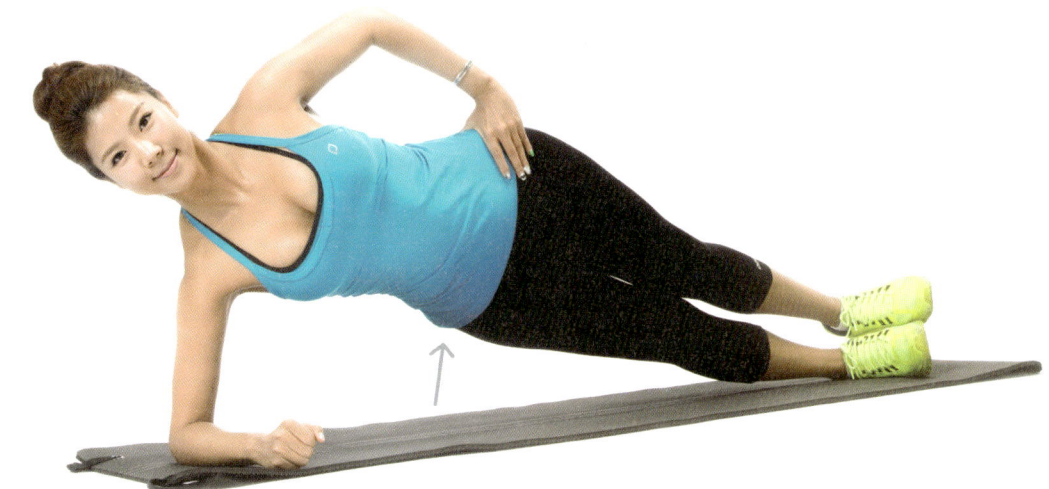

❸ 천천히 상체를 원래의 위치로 돌려놓으며 바닥에 닿기 직전까지만 내린다.

❹ 다시 ❷번부터 반복하고 반대쪽도 같은 방법으로 한다.

 ## 마운틴 클라이머(Mountain Climber) 1

전신운동의 최고봉

마운틴 클라이머는 전신운동 중 가장 좋은 운동 중 하나이다. 허벅지뿐 아니라 복부와 어깨 라인까지 한 꺼번에 잡을 수 있는 운동. 체력이나 목적에 따라 여러 가지 버전이 있는데, 이 책에서는 그 중 2가지를 소개한다.

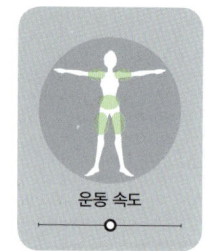
운동 속도

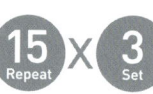
15 Repeat x 3 Set

1 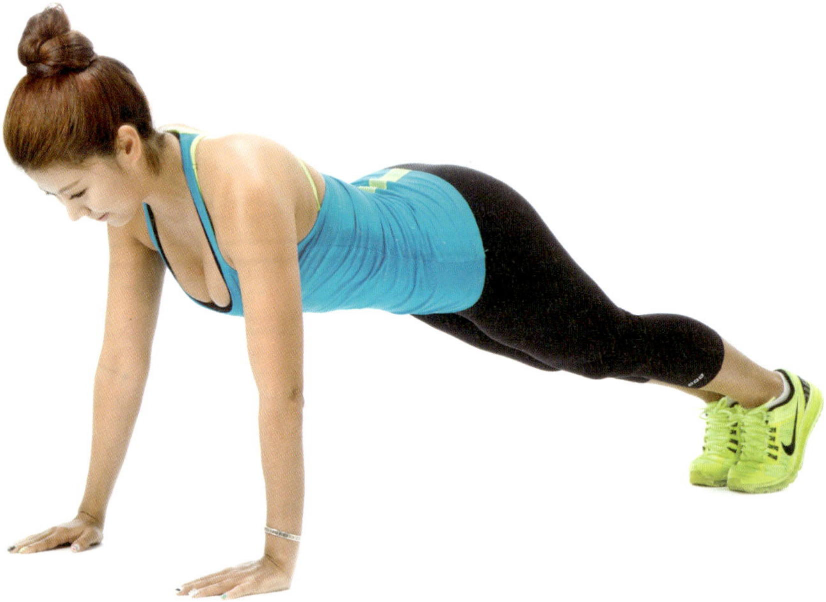
↓
2

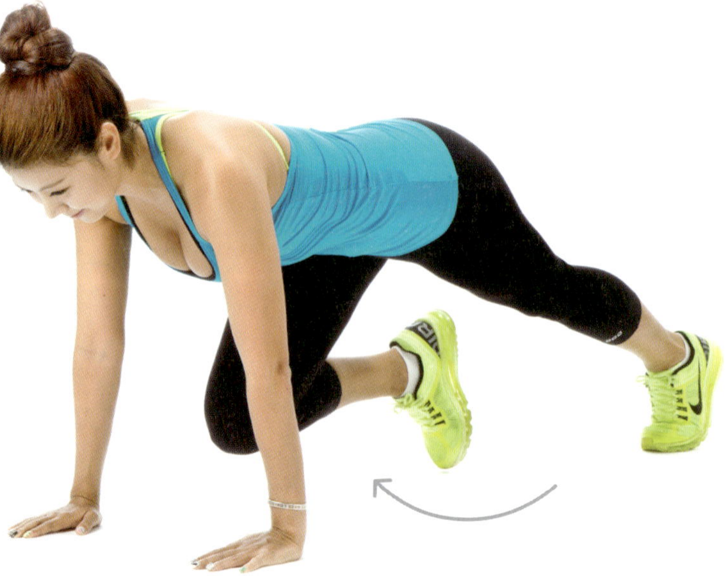

① 바닥에 엎드려 푸쉬업 자세를 취한다.
② 한쪽 무릎을 굽히며 다리를 앞으로 끌어당긴다.

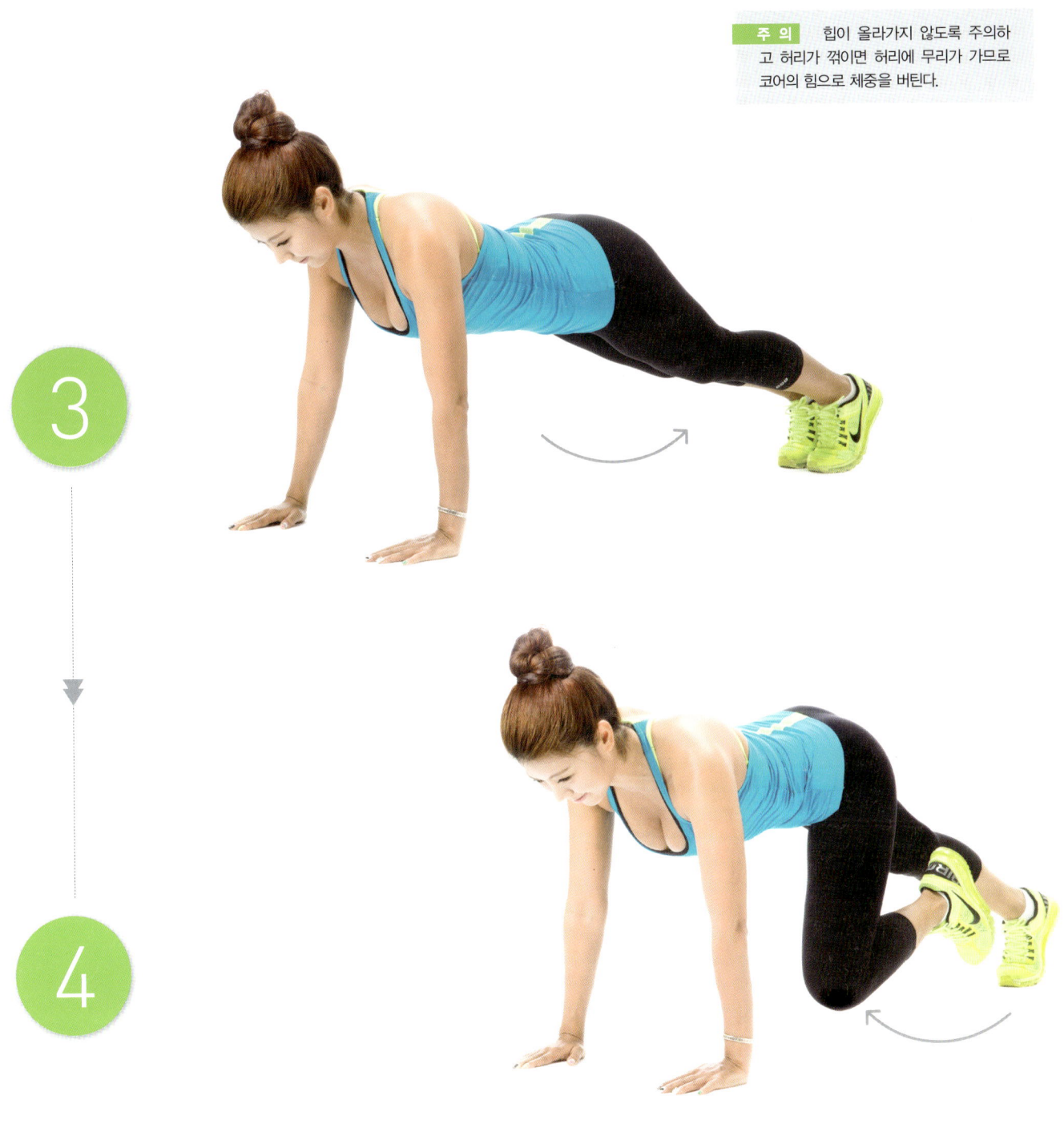

14-2 마운틴 클라이머(Mountain Climber) 2

전신운동의 최고봉

점프를 가미함으로써 기존 동작보다 좀 더 유산소적 능력 강화에 도움이 된다. 특히 하체를 더욱 주도적으로 사용하기 때문에 하체 사이즈 감량에 효과가 좋다.

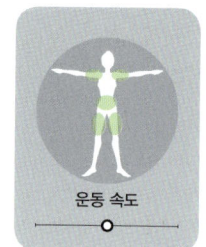

운동 속도

 x

❶ 바닥에 엎드려 푸쉬업 자세를 취한다.
❷ 한쪽 무릎을 굽히며 다리를 가슴 앞까지 끌어당기다 놓는다.

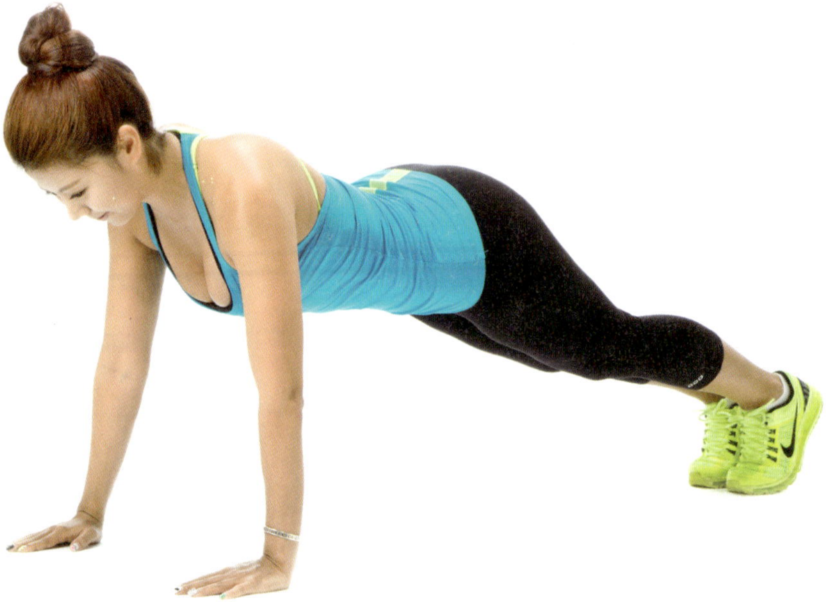

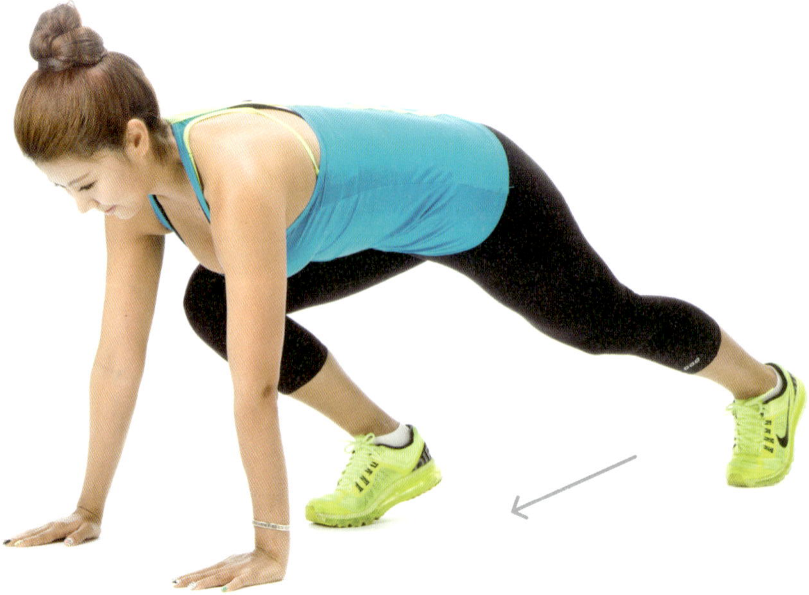

> **주 의** 힙이 올라가지 않도록 하고 너무 높이 뛰게 되면 관절에 무리가 가므로 가볍게 점프한다.

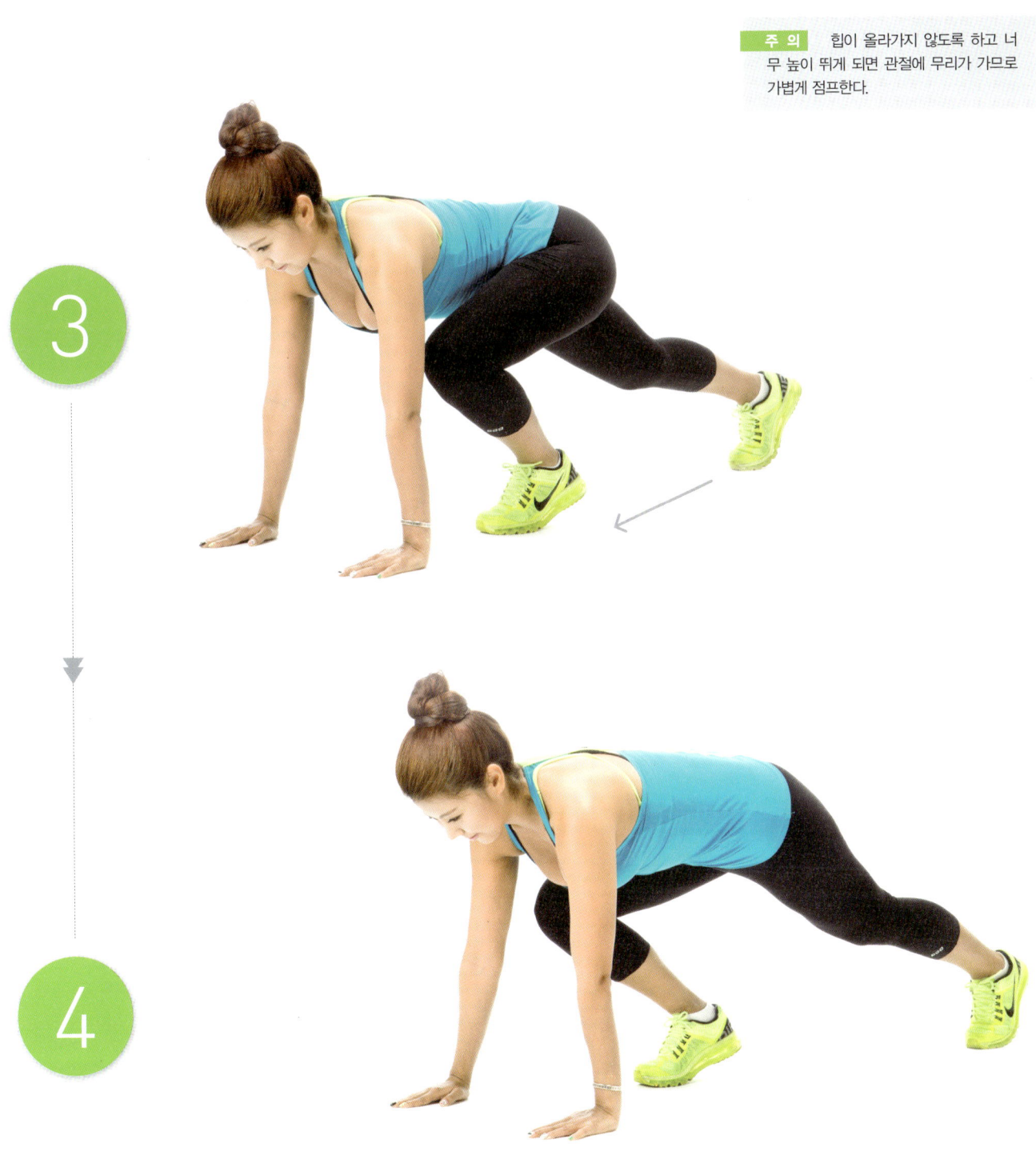

❸ 가볍게 뛰며 반대편 발과 위치를 바꾼다.
❹ 다시 ❷로 돌아가 반복한다.

15 트위스트(Twist)

11자 복근 만들기의 기본

트위스트는 복부 중에서도 특히 옆구리쪽 외복사근의 탄력을 주는데 도움이 되는 운동이다. 상체 뿐만 아니라 하체를 함께 사용하기 때문에 복부에 받는 자극 또한 매우 큰 동작이다.

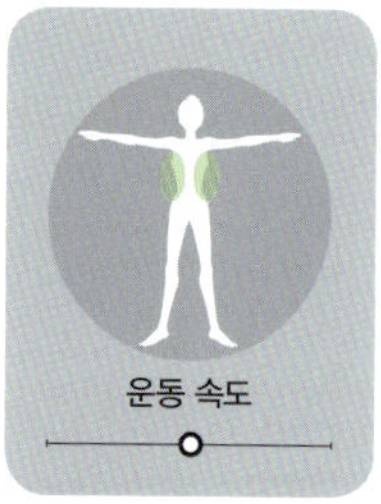

운동 속도

15 Repeat x 3 Set

1

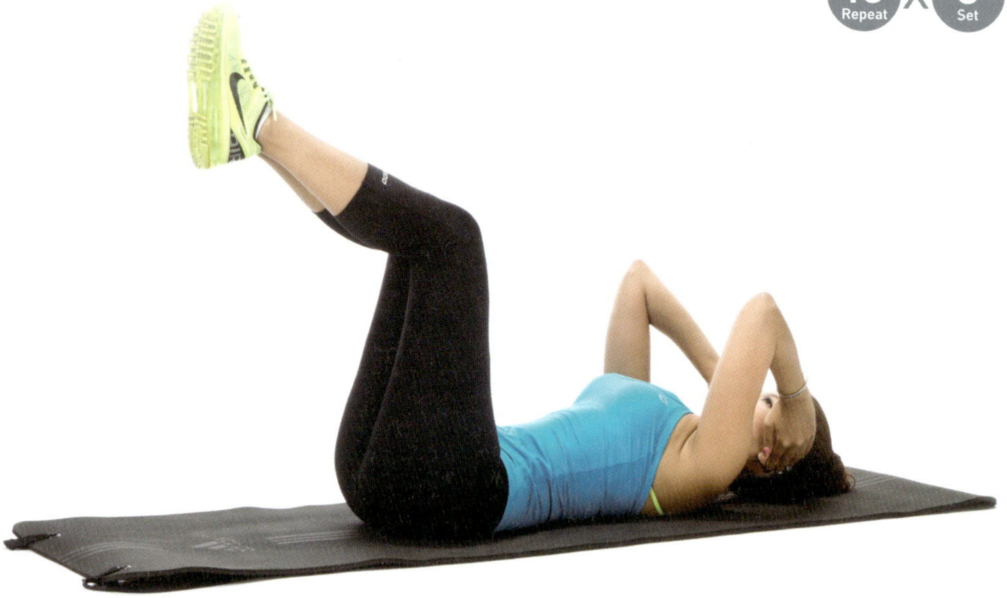

2

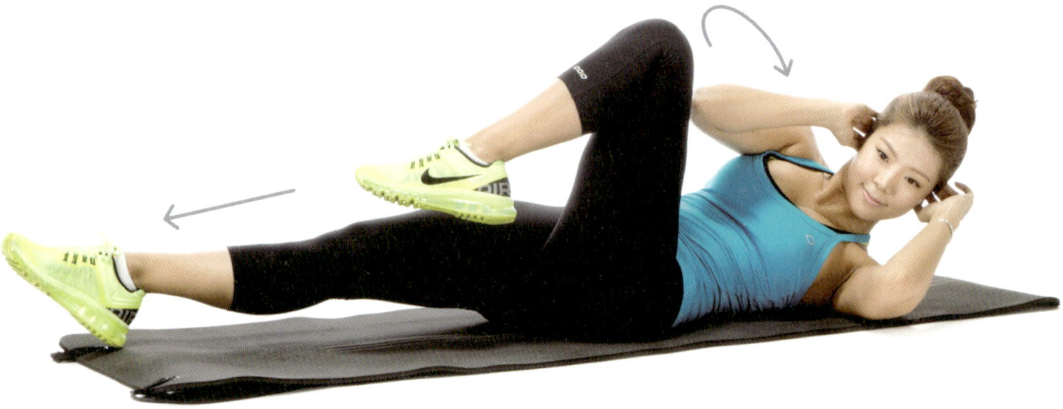

① 바닥에 누워 양무릎을 굽혀 90도로 모아 올리고, 손은 귀 옆에 위치시킨다.
② 팔꿈치와 반대편 무릎이 서로 닿도록 몸을 비틀고 나머지 다리는 바닥을 향해 곧게 뻗는다.

2부-제이제이와 함께하는 '10일간의 기적 다이어트 운동법'

> **주 의** 모든 동작은 천천히 복부의 힘을 느끼며 진행한다. 상체는 바닥으로 떨어지지 않도록 계속해서 들고있으려고 노력해보자. 목이 아플 때에는 수건으로 홀더를 만들어 뒤통수를 감싼 채 동작을 진행한다.

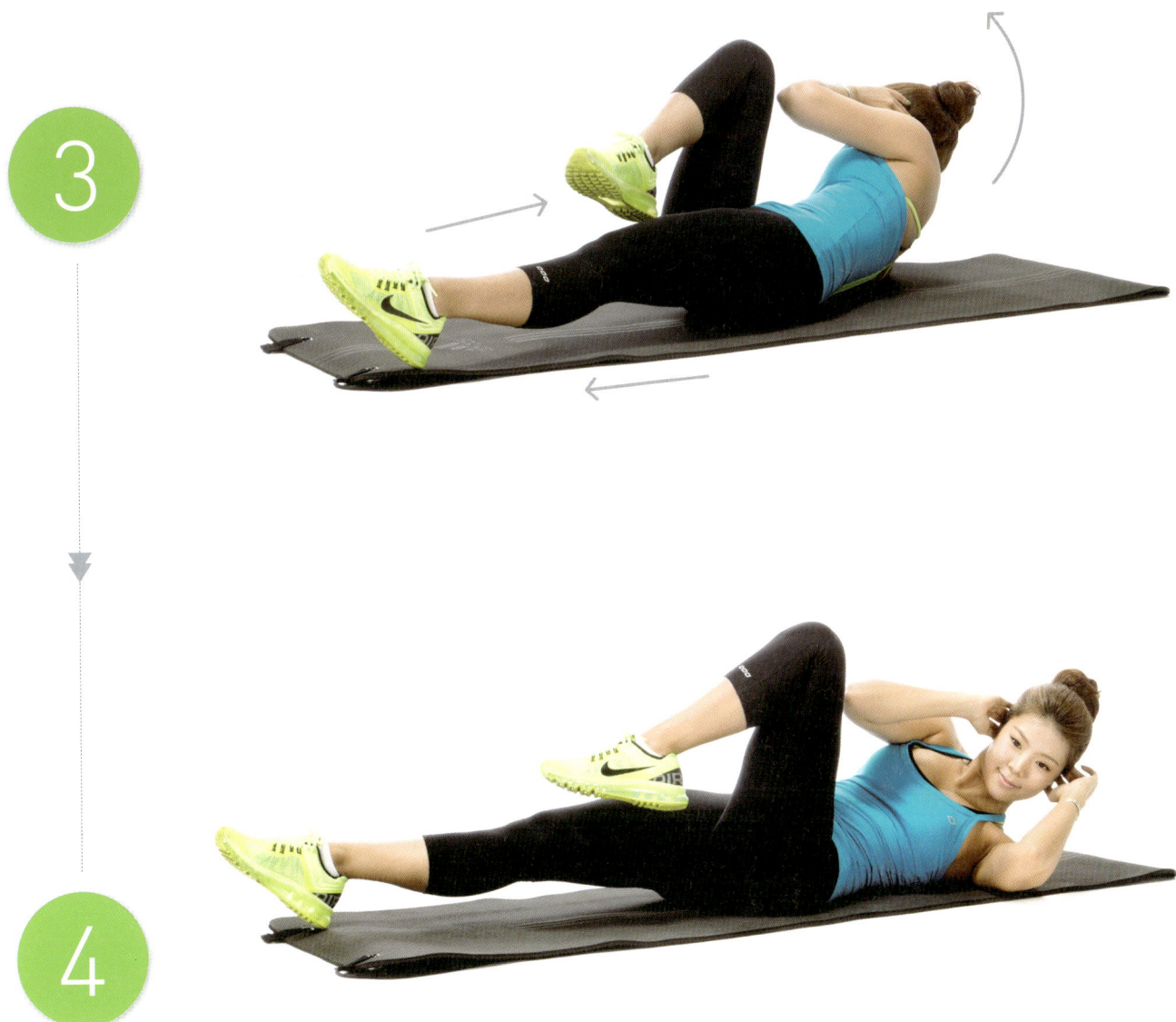

❸ 상체를 트위스트로 비틀며 좌우 자세를 교체한다.
❹ 다시 ❷로 돌아가 반복한다.

윈드밀 (Windmill)

예쁜 상체라인을 위한 솔루션

전신운동 중에서도 특히 허리라인과 어깨를 탄력있게 만들어주는 운동이다. 가벼운 소품 하나로 슬림한 상체 라인을 만들 수 있고 동시에 칼로리 소모 또한 큰 동작으로 허리쪽 군살이 고민인 다이어터들에게 추천한다.

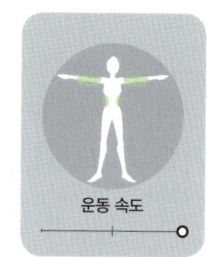
운동 속도

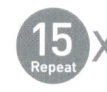 x

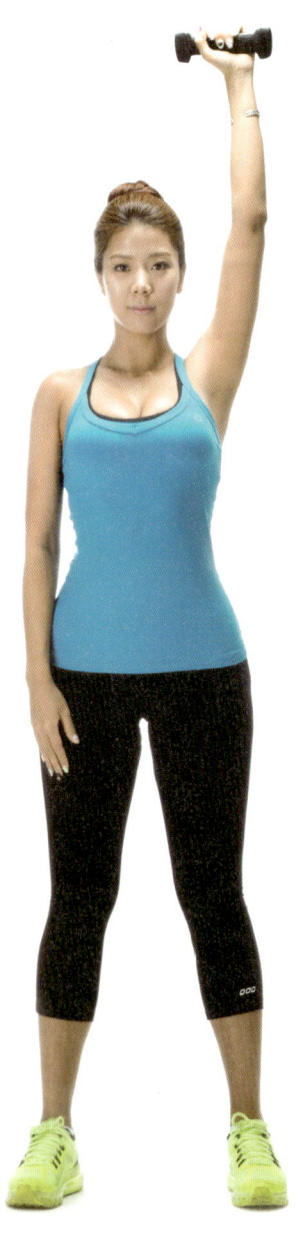
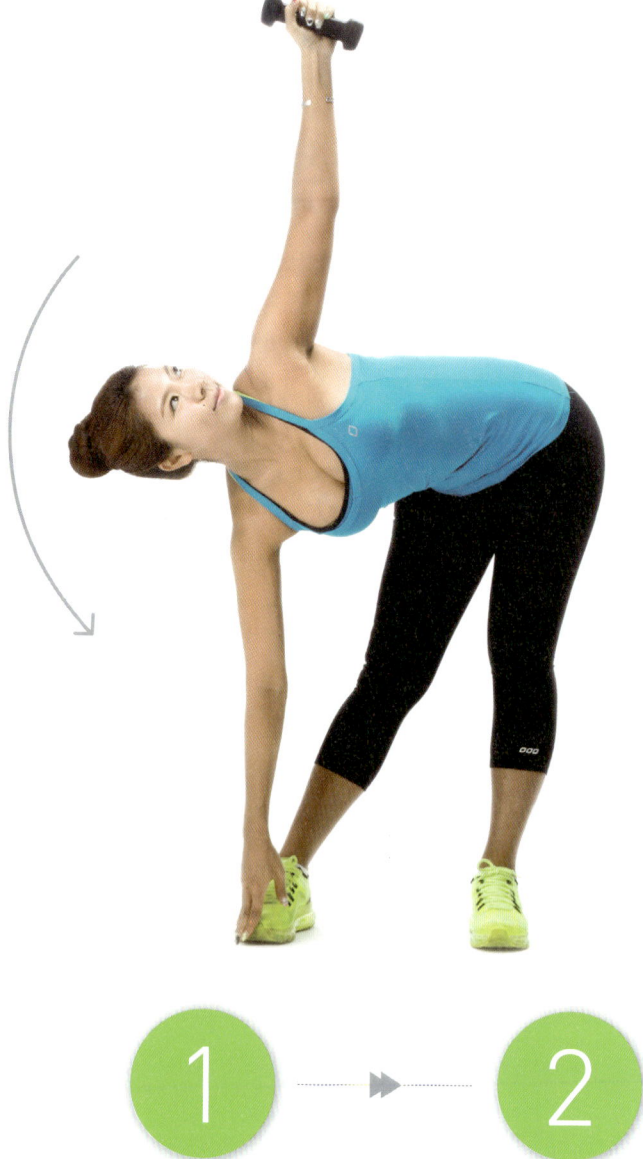

1 ➡ 2

❶ 발은 골반 너비로 벌리고 덤벨을 잡은 왼쪽 손은 지면과 수직이 되도록 들어 올린다.
❷ 오른쪽 손으로 우측 새끼 발가락 옆을 짚는다. 이 때 왼손은 여전히 지면과 수직이 되도록 유지한다.

2부–제이제이와 함께하는 '10일간의 기적 다이어트 운동법'

> **주 의** 덤벨은 가벼운 무게부터 시작해야 어깨에 무리가 가지 않는다. 아주 작은 덤벨부터 시작하되, 들어올린 어깨는 계속해서 힘을 줘서 앞뒤로 흔들리지 않도록 주의하자.

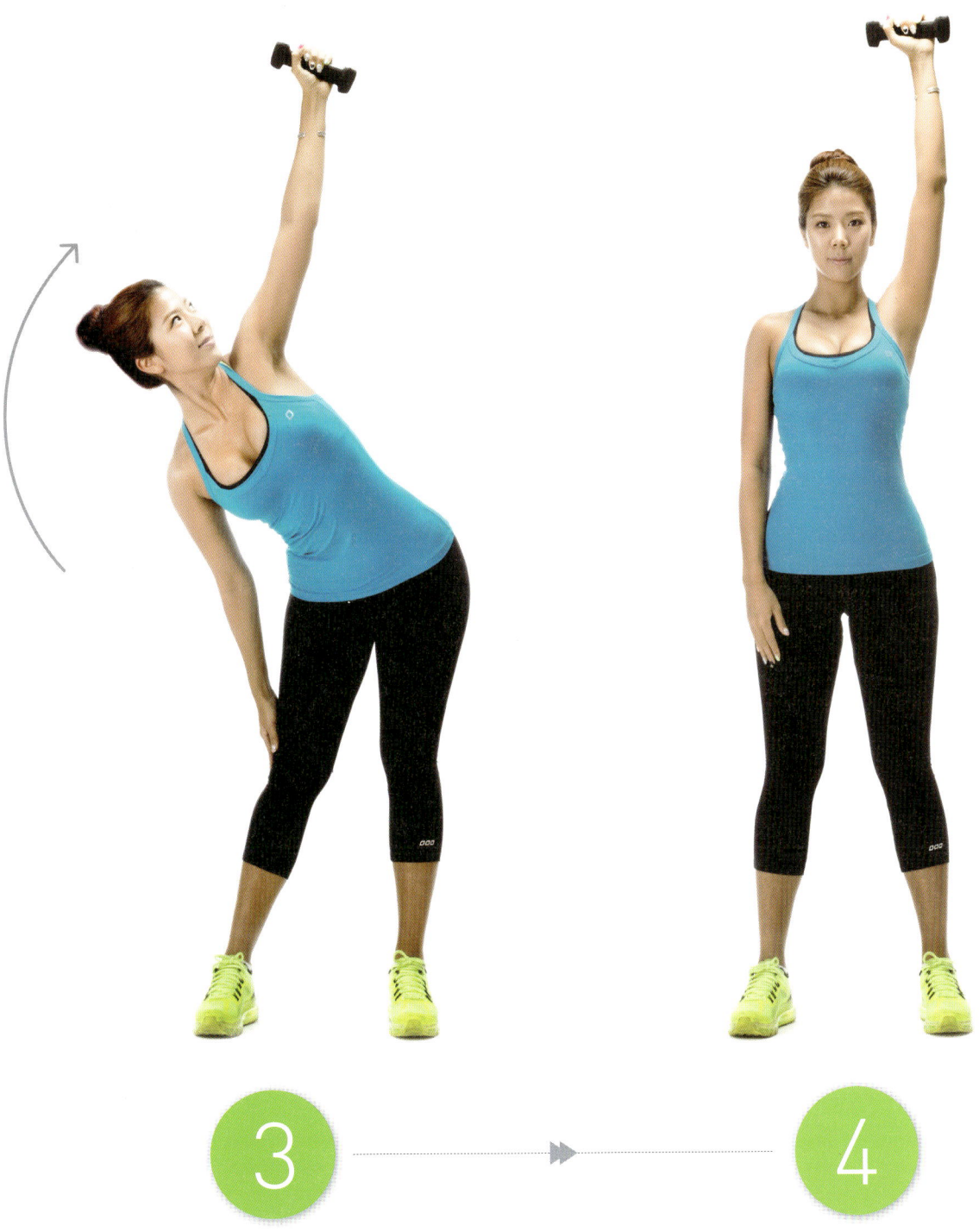

❸ 왼쪽 옆구리에 힘을 주면서 한 번에 힘차게 몸을 일으킨다.
❹ 다시 ❶의 자세로 돌아가 반복하고 반대쪽도 같은 요령으로 한다.

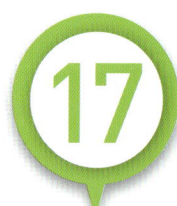

런지 숄더(Lunge Shoulder)

탄탄한 허벅지를 위해!

하체운동의 꽃 런지와 함께 상체 운동을 할 수 있는 고강도 동작. 덤벨의 무게에 따라서 허벅지에 전해지는 강도가 달라지기 때문에 각자 체력에 맞게 무게를 조절해보자. 슬림하면서도 탄탄한 몸매를 만들고 싶다면 추천한다.

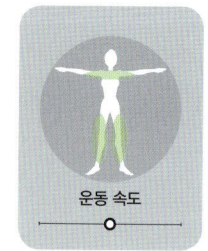
운동 속도

15 Repeat x 3 Set

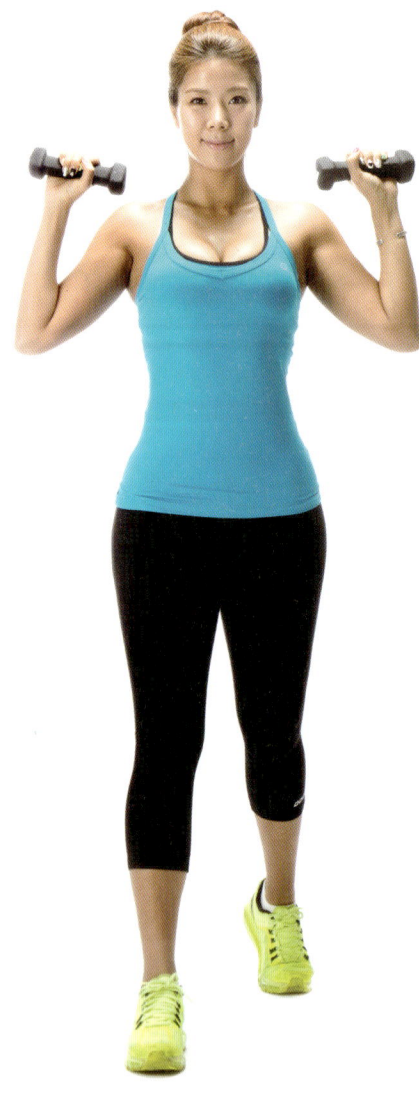

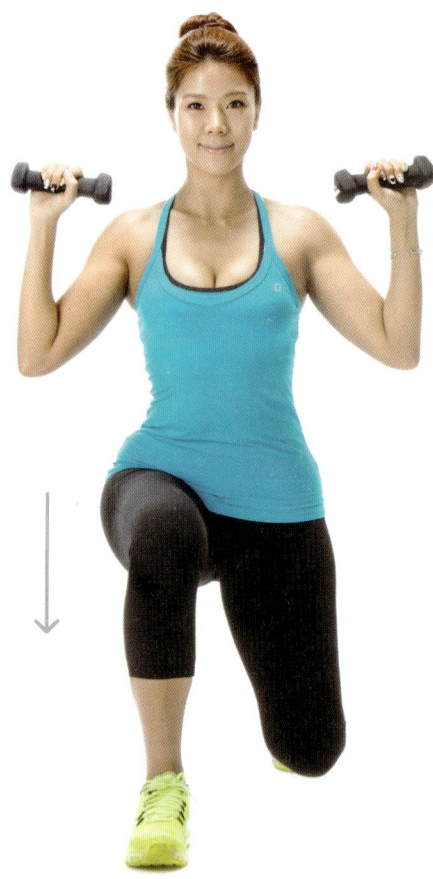

❶ 덤벨은 쇄골라인까지 들어올린다 양발은 넓게 앞뒤로 벌리고 선다.
❷ 앞다리, 뒷다리가 서로 90도가 되도록 무릎을 굽혀앉는다.

2부–제이제이와 함께하는 '10일간의 기적 다이어트 운동법'

> **주 의** 상체가 밑으로 떨어지지 않도록 시선은 정면을 응시하고 허리를 꼿꼿하게 편 상태를 유지해야 한다. 관절에 무리가 가기 쉬운 동작이기 때문에 무게는 가벼운 무게부터 시작하자.

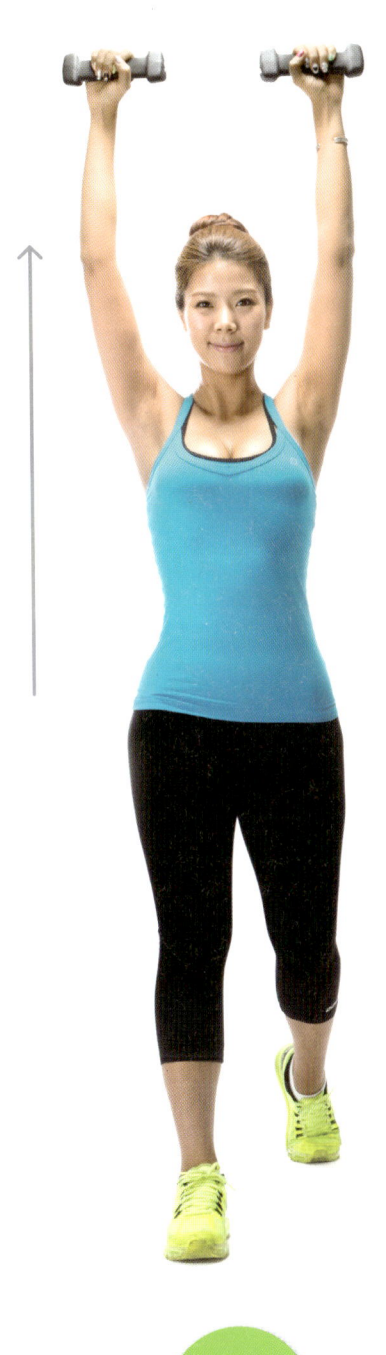

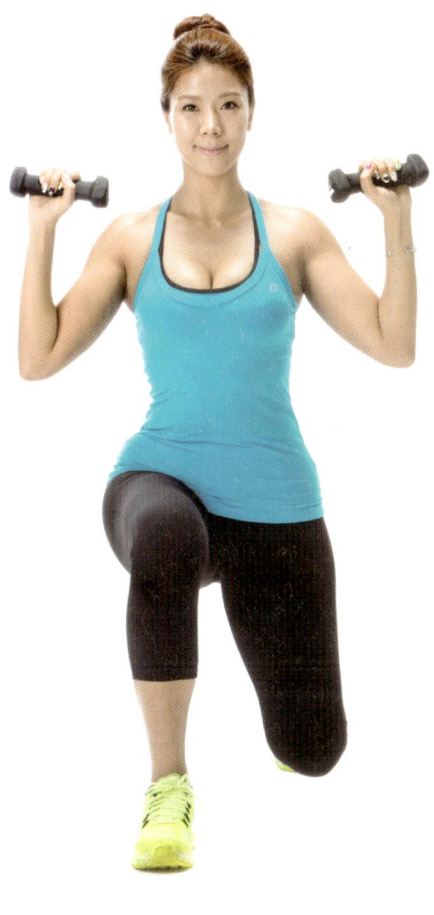

3

4

❸ 허벅지에 힘을 주며 몸을 들어올리는 동시에 양팔을 뻗어 만세를 한다.
❹ 천천히 허벅지로 무게를 버티며 ❷의 자세로 돌아가 반복한다. 반대쪽도 같은 방법으로 한다.

스위치 점프(Switch Jump)

허벅지 사이즈를 줄이자

허벅지에 확실한 자극을 줘서 사이즈를 감량시키는데 도움을 주는 유산소성 동작이다. 이 운동을 다른 운동 중간중간 섞거나 세트로 묶어주면 다리 사이즈를 감량하면서 다이어트를 하는데 도움이 된다.

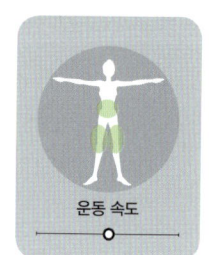

운동 속도

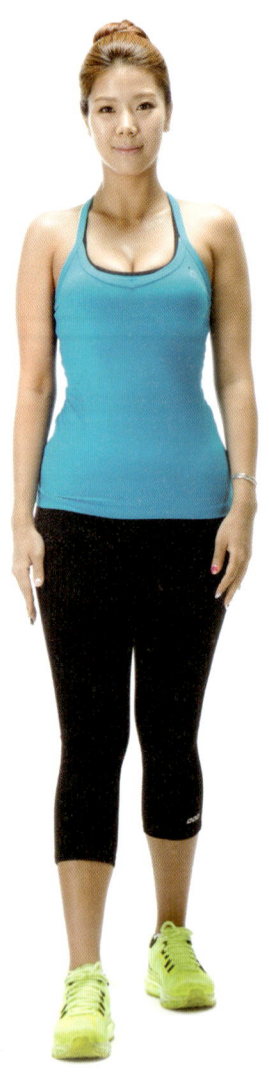

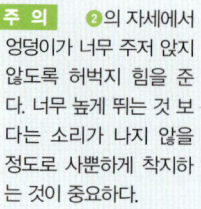

주 의 ❷의 자세에서 엉덩이가 너무 주저 앉지 않도록 허벅지 힘을 준다. 너무 높게 뛰는 것 보다는 소리가 나지 않을 정도로 사뿐하게 착지하는 것이 중요하다.

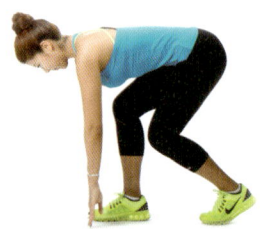

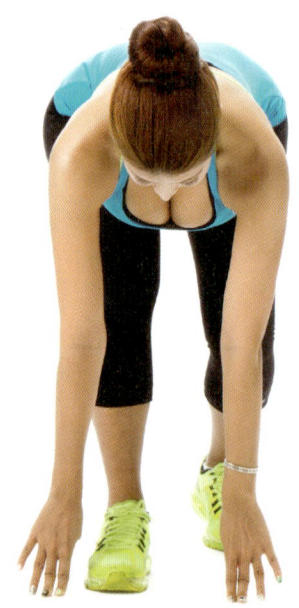

❶ 양발은 앞뒤로 넓게 벌려선다.
❷ 무릎을 굽혀 90도가 되도록 자세를 잡고 손을 뻗어 바닥을 짚는다.

2부–제이제이와 함께하는 '10일간의 기적 다이어트 운동법'

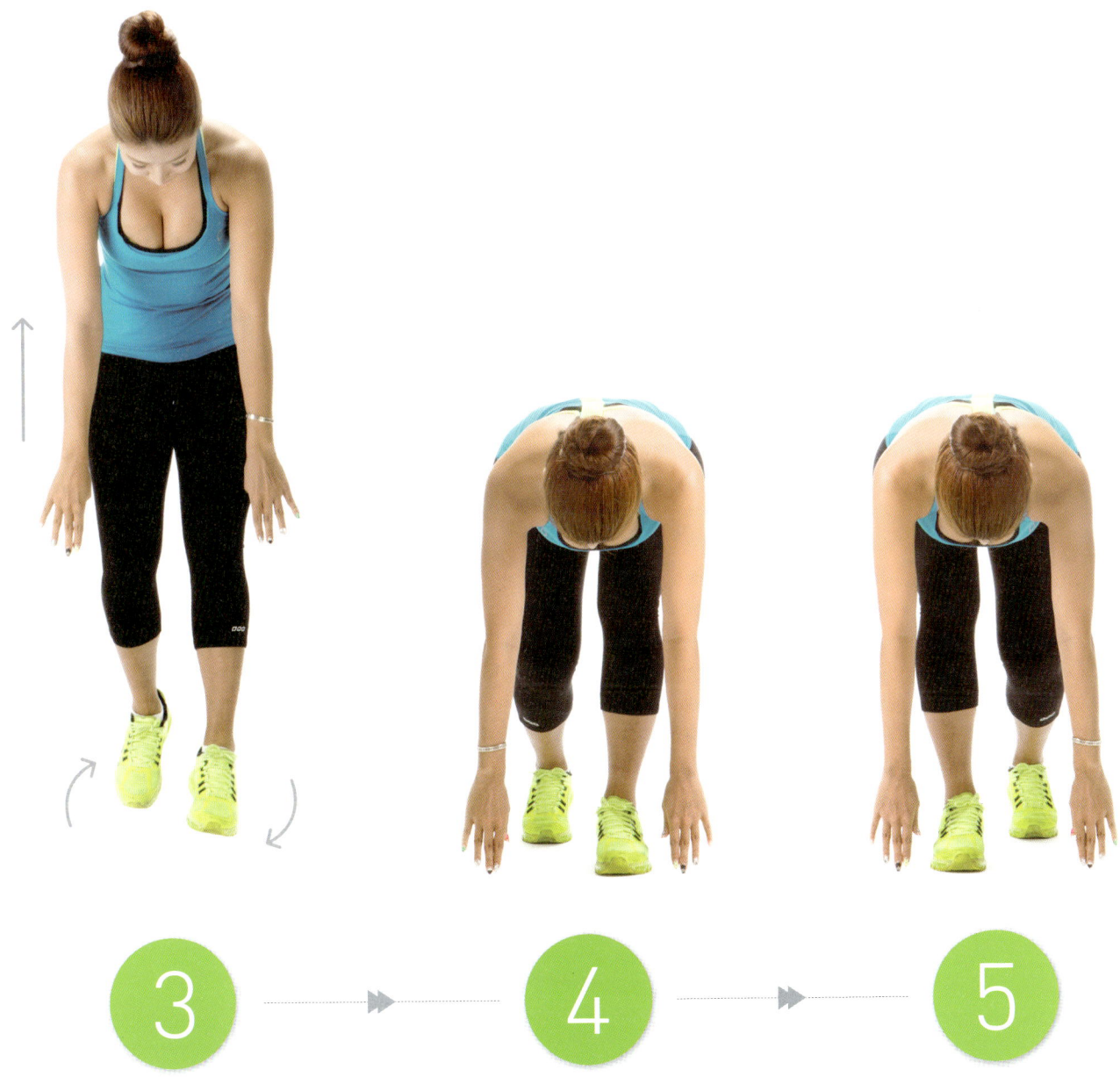

❸ 가볍게 뛰어오르며 양발의 위치를 바꿔준다.
❹ 천천히 바뀐 위치로 발을 딛고 내려와 ❷의 자세로 돌아간다.
❺ 좌우 발을 번갈아가며 반복한다.

 러시안 트위스트(Russian Twist)

허리를 날씬하게 만들어주는 전신운동

내·외복사근을 위한 운동으로 옆구리 라인을 만드는데 도움을 준다. 상체 뿐 아니라 하체를 들어 버티는 동작에서 상하체가 동시에 사용되므로 일반적인 복부운동보다 더 많은 칼로리를 소모할 수 있다.

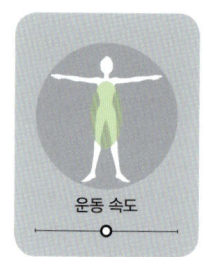
운동 속도

15 Repeat x 3 Set

1

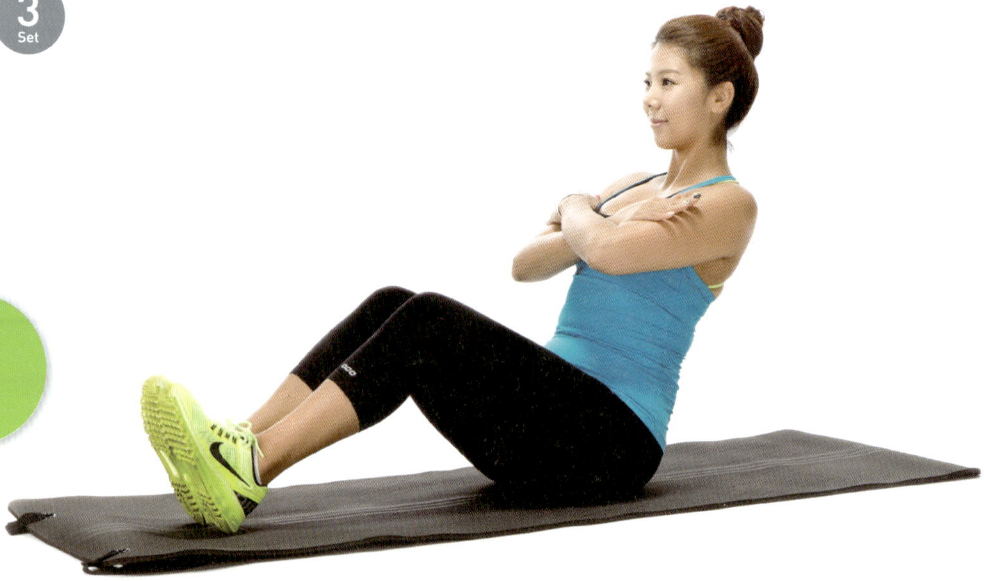

2

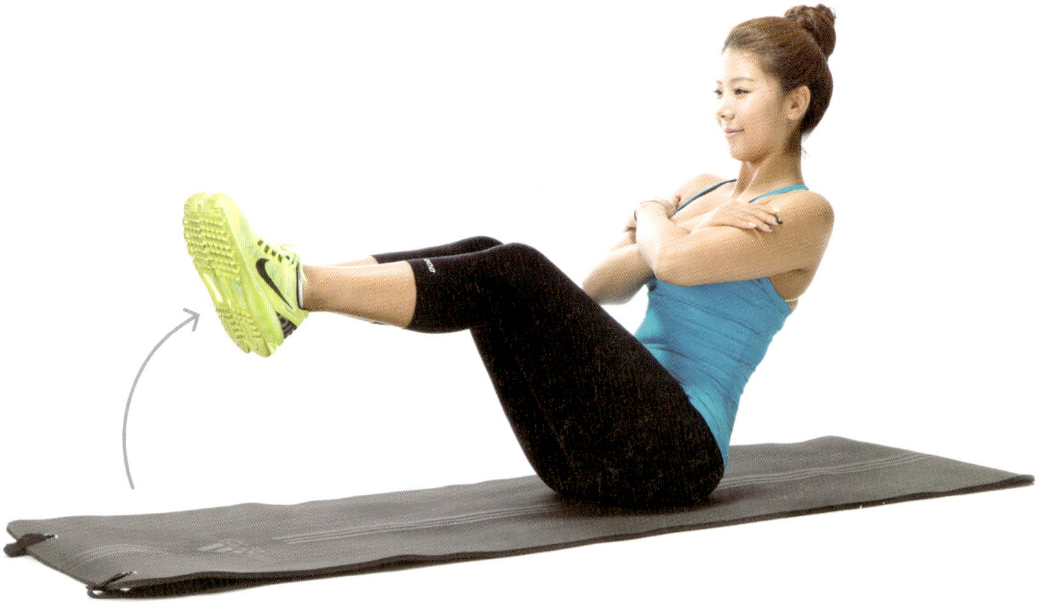

❶ 바닥에 앉아 무릎을 구부리고 팔을 모아 가슴 앞에서 교차한다.
❷ 상체를 뒤로 45도 정도 기울이고, 다리를 모아 들어 올린다.

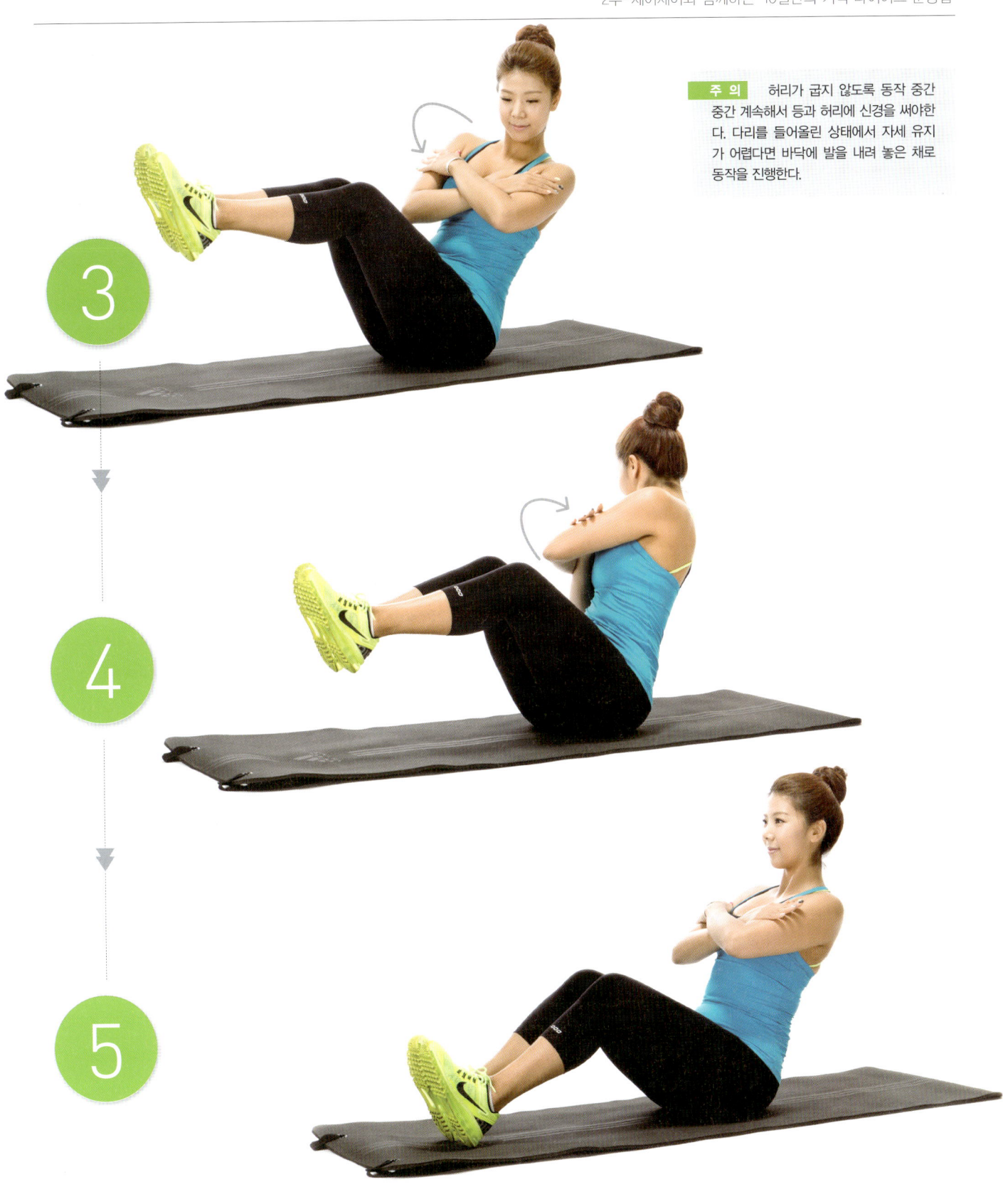

③ 몸통을 뒤틀어 왼쪽으로 회전시킨 후 잠시 멈춘다.
④ 방향을 바꿔 오른쪽으로 회전한 후 잠시 멈춘다.
⑤ ①로 돌아가 반복한다.

20 푸쉬업 킥백(Push Up Kick Back)

탄력있는 힙과 가슴은 여자의 로망

푸쉬업과 발차기 동작이 합쳐진 운동으로 상체 뿐 아니라 코어, 발을 차올리는 하체 후면부의 근육까지 모두 사용이 되는 전신운동이다. 예쁜 몸 라인을 만드는데 효과적인 운동이다.

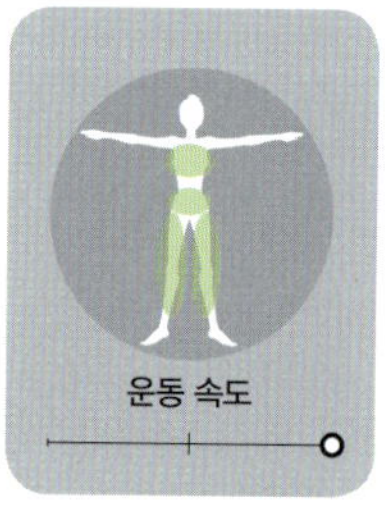

운동 속도

15 Repeat × 3 Set

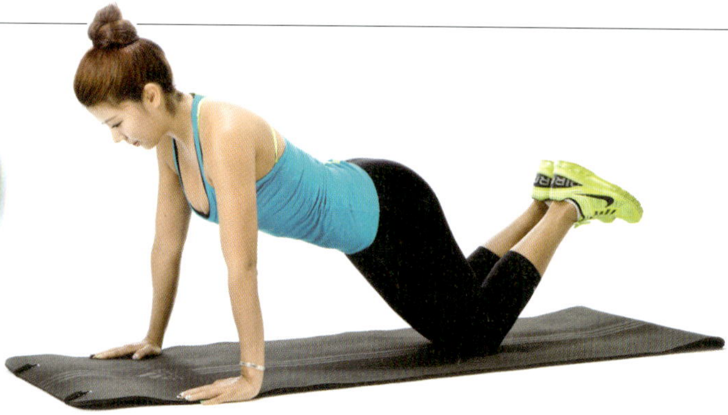

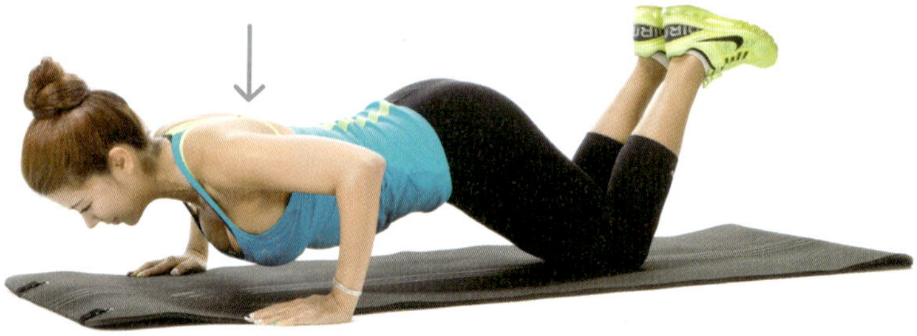

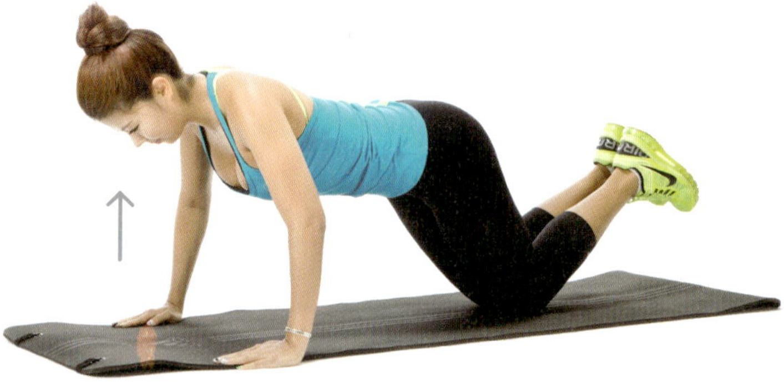

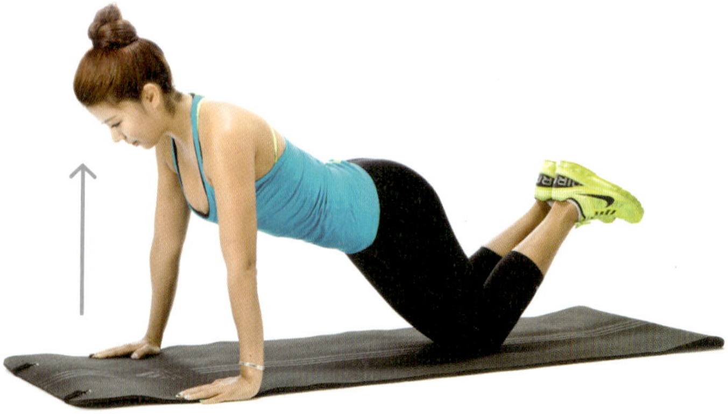

주 의 푸쉬업 자세에서 복부가 바닥으로 쳐지지 않도록 코어에 힘을 유지한다. 팔꿈치를 너무 완벽하게 펴면 관절에 무리가 갈 수 있으니 팔꿈치는 완전히 펴지 않도록 주의하자.

① 무릎을 바닥에 대고 엎드린다. 양손은 어깨보다 조금 더 넓게 벌린다.
② 팔꿈치를 측후방으로 굽히며 가슴이 바닥에 닿기 전까지 내린다.
③ 가슴에 힘을 주며 바닥에서 상체를 일으킨다.
④ ①의 자세로 돌아간다.

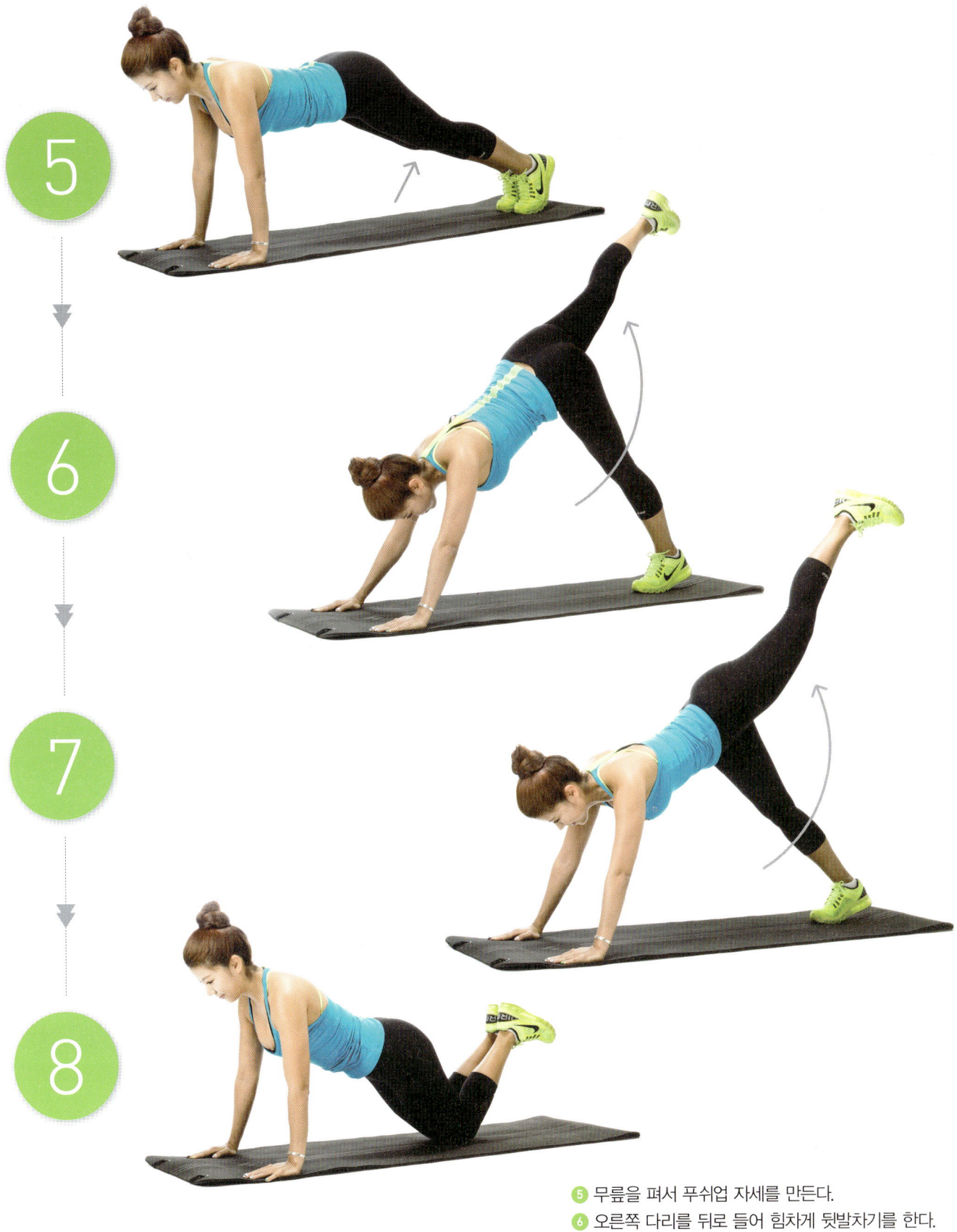

5 무릎을 펴서 푸쉬업 자세를 만든다.
6 오른쪽 다리를 뒤로 들어 힘차게 뒷발차기를 한다.
7 왼쪽 다리를 들어 뒷발차기를 한다.
8 무릎을 굽혀 바닥에 댄다. 다시 2 부터 반복한다.

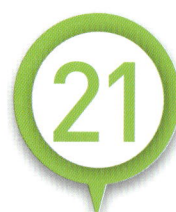 ## 플랭크업(Flank Up)

복부 운동의 꽃!

기존 플랭크 자세에서 복부를 강하게 수축하고 늘리는 자세를 추가하여 더욱 큰 복부자극을 느끼게 해 주는 운동이다. 누워서 하는 복부운동보다 운동량이 더 많기 때문에 중반부 이후에 복부운동의 메인으로 하기에 적당하다.

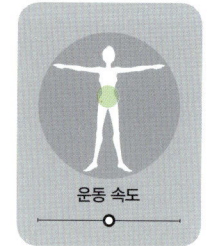
운동 속도

15 Repeat × 3 Set

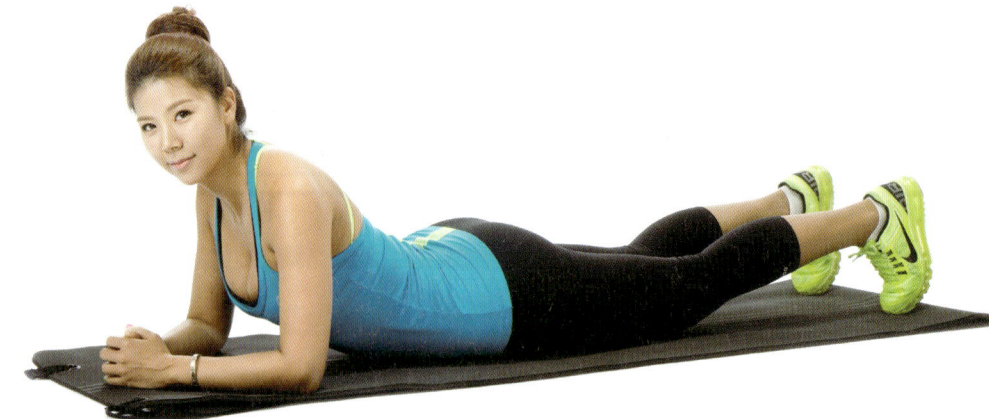

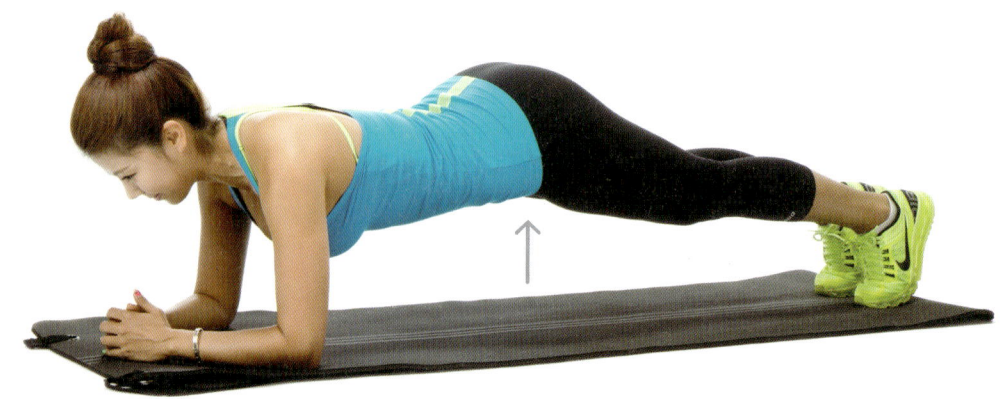

① 팔꿈치를 어깨 너비로 벌리고 손을 모아 바닥에 댄 채 엎드린다.
② 양발로 중심을 잡고 몸을 들어올려 팔꿈치로 푸쉬업 자세를 만든다.

2부-제이제이와 함께하는 '10일간의 기적 다이어트 운동법'

> **주 의** 동작 진행중 어깨, 팔, 허리가 아프면 복부에 제대로 힘이 들어가지 않고 있는 것이니 다시 한 번 자세를 체크해보자. 처음부터 완벽한 플랭크 자세가 나오긴 어려우니 차근차근 연습하자.

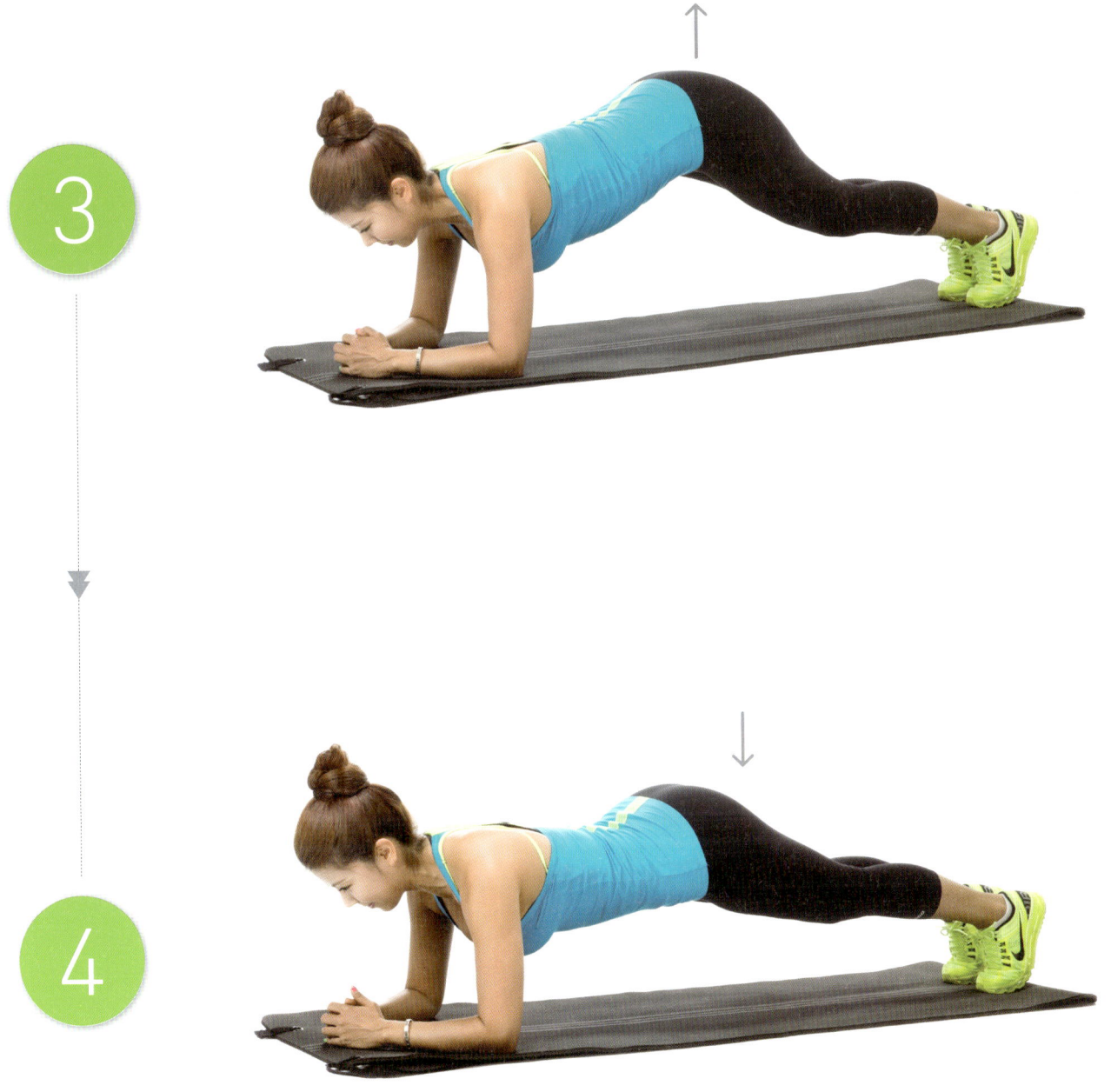

❸ 복부로 엉덩이를 들어올린다는 느낌으로 들어올린다.
❹ 복부로 체중을 버티며 천천히 내려와 ❷ 의 자세로 돌아가 반복한다.

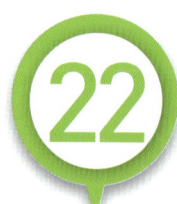

하드코어 (Hardcore)

하드한 + 코어운동 = 하드코어

하드한 코어운동이라 하드코어! 이 운동은 코어에 좋은 여러 가지 동작을 하나로 묶어 놓은 종합운동으로 이어서 하게 되면 많은 칼로리를 소모하며 동시에 상체 속근육을 만드는데 도움을 준다.

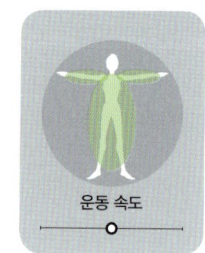
운동 속도

15 Repeat × **3** Set

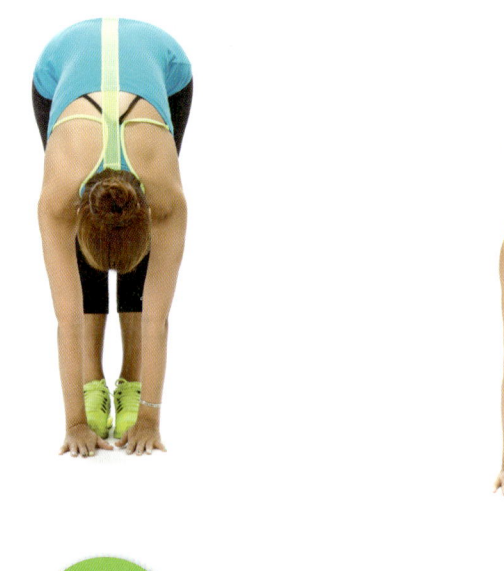
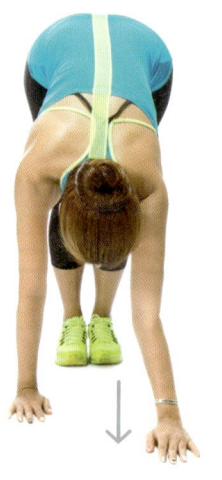
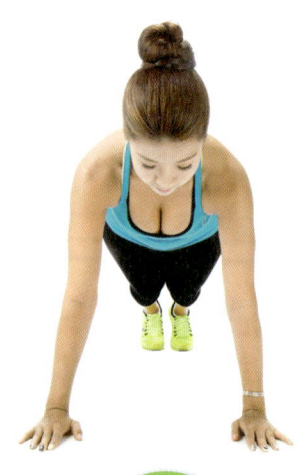

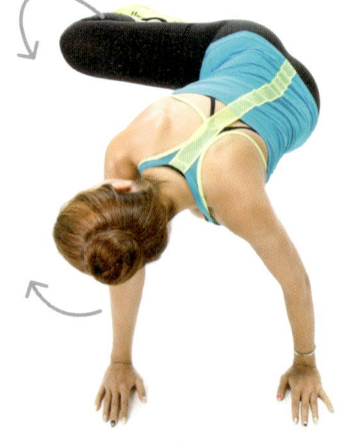

① 발은 모으고 양손은 바닥을 짚는다.
② 손으로 한걸음 한걸음 앞으로 걸어간다.
③ 푸쉬업 자세로 엎드린다.
④ 오른쪽 무릎을 접어 옆구리를 향해 니킥을 한다.
⑤ 왼쪽 무릎을 접어 옆구리를 향해 니킥을 한다.

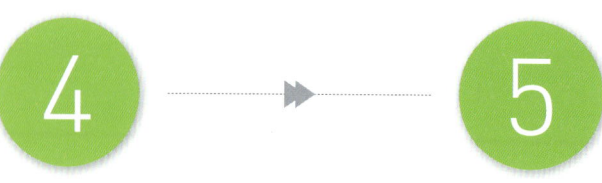

2부–제이제이와 함께하는 '10일간의 기적 다이어트 운동법'

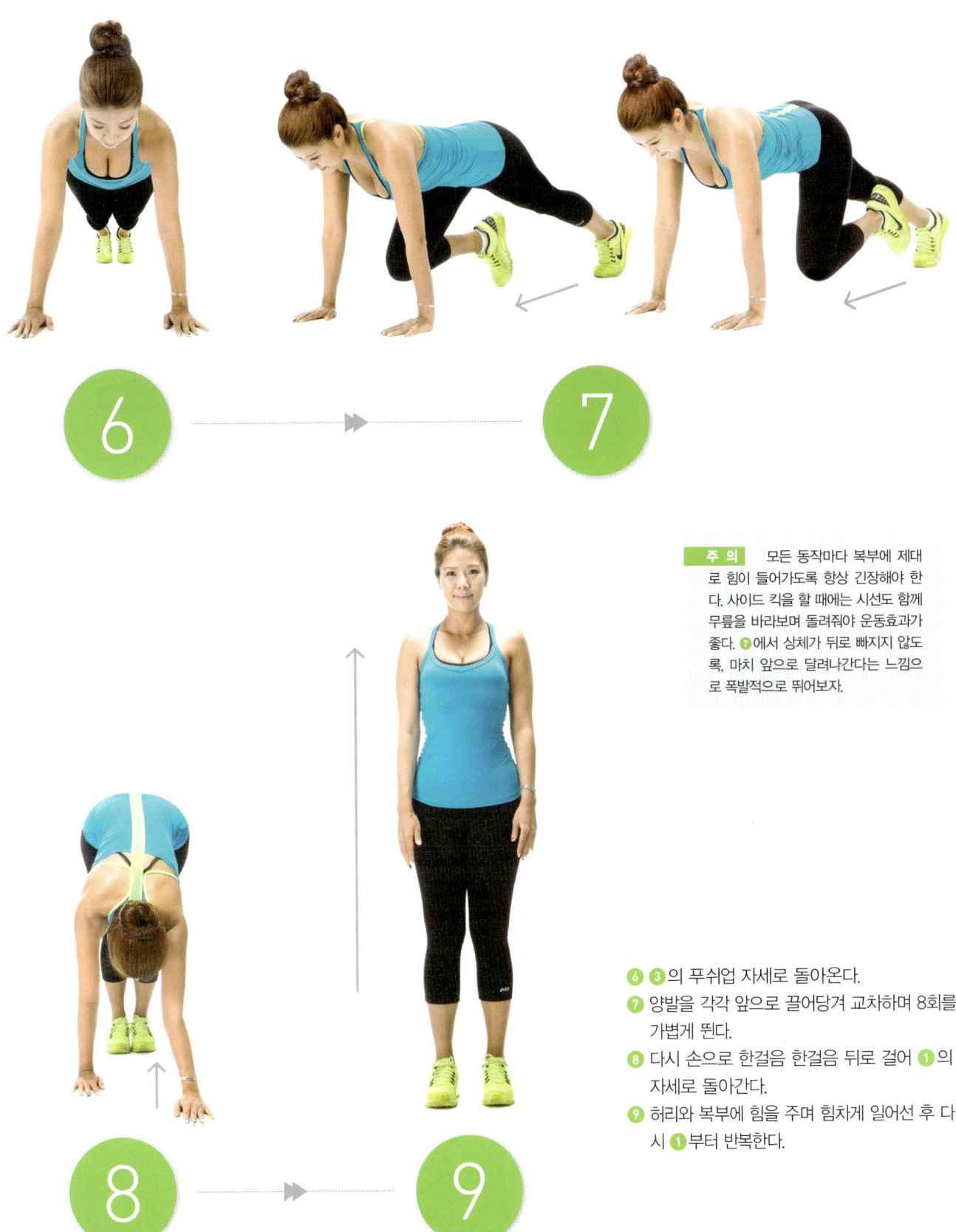

주 의 모든 동작마다 복부에 제대로 힘이 들어가도록 항상 긴장해야 한다. 사이드 킥을 할 때에는 시선도 함께 무릎을 바라보며 돌려줘야 운동효과가 좋다. ❼에서 상체가 뒤로 빠지지 않도록, 마치 앞으로 달려나간다는 느낌으로 폭발적으로 뛰어보자.

❻ ❸의 푸쉬업 자세로 돌아온다.
❼ 양발을 각각 앞으로 끌어당겨 교차하며 8회를 가볍게 뛴다.
❽ 다시 손으로 한걸음 한걸음 뒤로 걸어 ❶의 자세로 돌아간다.
❾ 허리와 복부에 힘을 주며 힘차게 일어선 후 다시 ❶부터 반복한다.

 # 프론트 니킥(Front Knee Kick)

사이즈를 줄이기 위한 최고의 유산소성 운동

발차기는 허벅지 사이즈를 줄이기 위한 전신 운동 중 하나이다. 기존 프론트 킥에 니킥을 함께 합쳐 조금 더 난이도를 높인 동작이다.

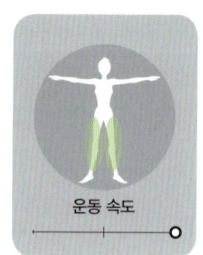

 x

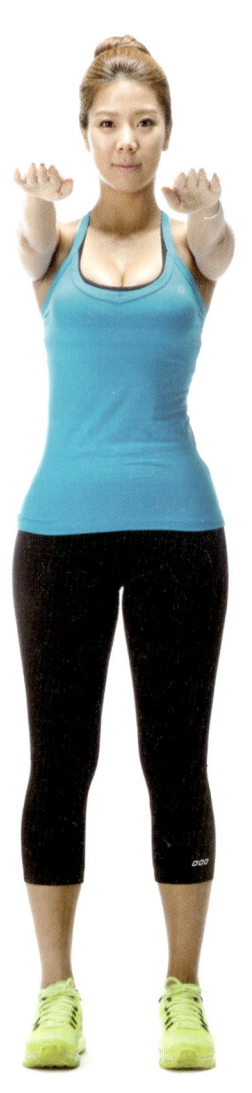
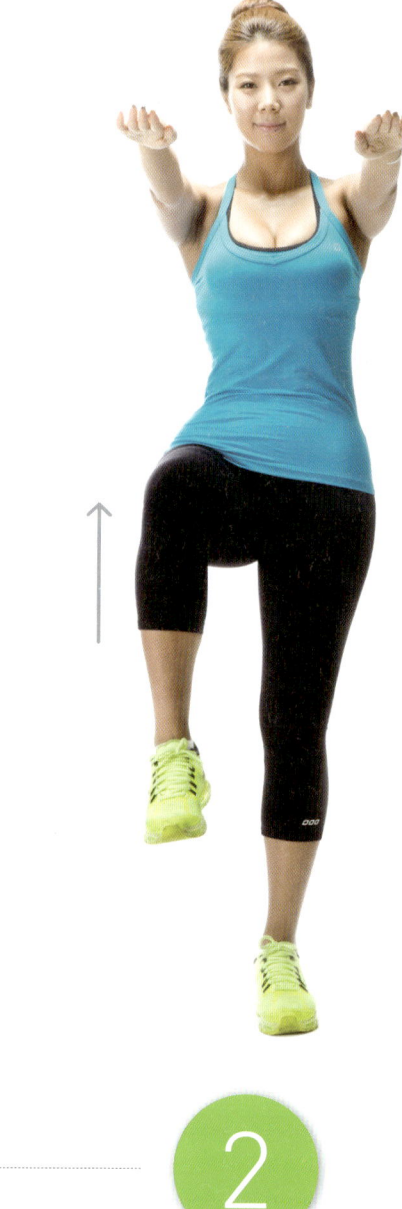

 ➡

❶ 손을 앞으로 뻗고 양발은 주먹 1~2개 정도의 너비로 벌린다.
❷ 오른쪽 무릎을 접으며 니킥을 한다.

2부–제이제이와 함께하는 '10일간의 기적 다이어트 운동법'

> **주 의** 킥을 할 때 반대편 다리는 심하게 구부러지지 않도록 유지하고 허리가 굽지 않도록 상체를 꼿꼿이 편다.

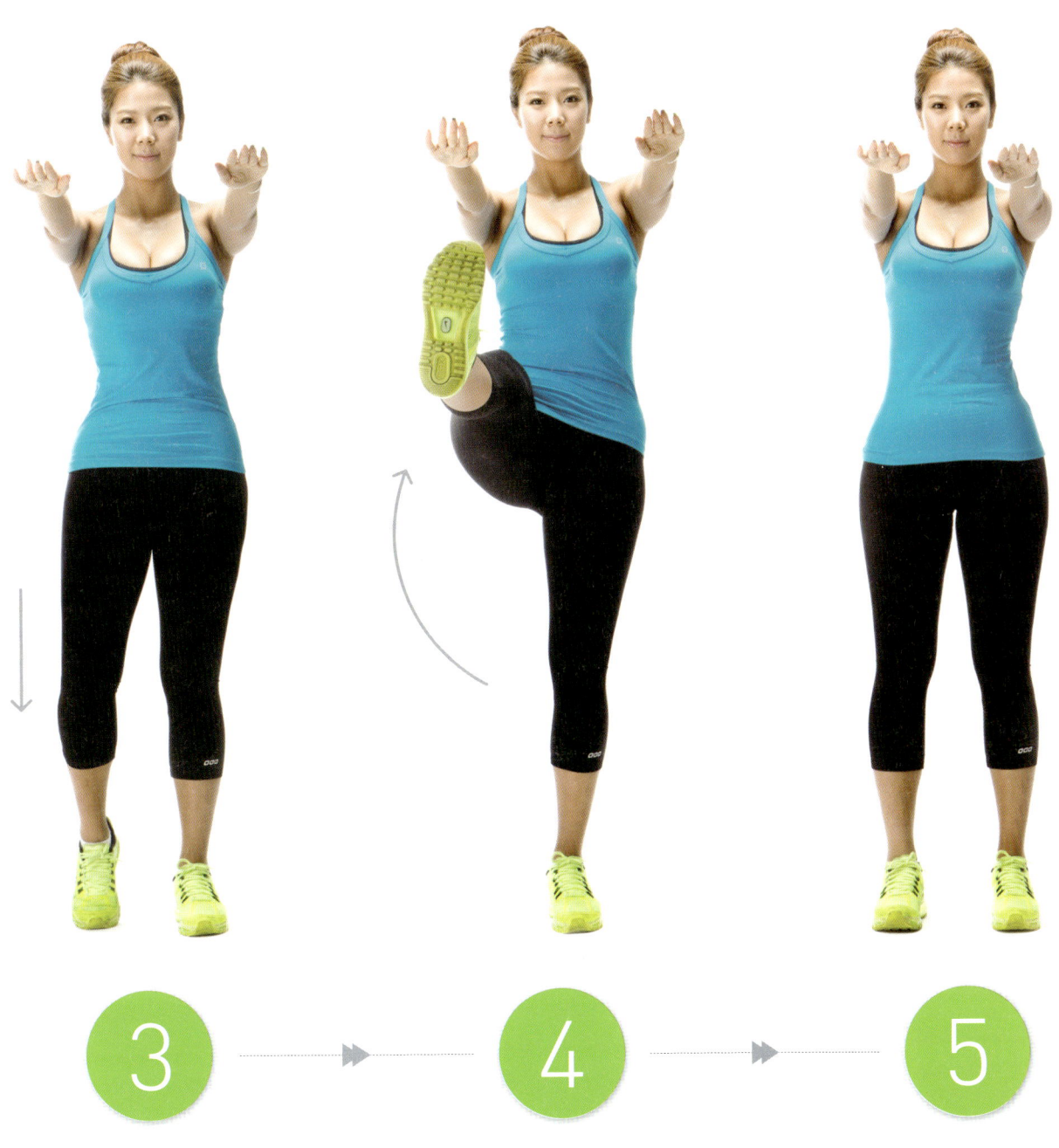

❸ 오른쪽 발 끝이 살짝 바닥에 닿는다.
❹ 곧바로 무릎을 편 상태로 쭉 뻗으며 프론트킥을 한다.
❺ ❶의 자세로 돌아가 반복하고 왼발도 같은 방법으로 한다.

24 스쿼트 사이드킥(Squat Side Kick)

허벅지 바깥이 고민이라면!

스쿼트 동작과 사이드킥 동작을 합쳐서 조금 더 효과적인 하체운동을 할 수 있는 동작이다. 천천히 느낌을 주는 것 보다는 빠르게 허벅지 근육을 사용해서 동작을 진행해보자. 강도가 약하다면 덤벨이나 볼 같은 소도구를 이용해도 좋다.

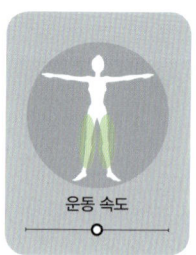
운동 속도

15 Repeat x 3 Set

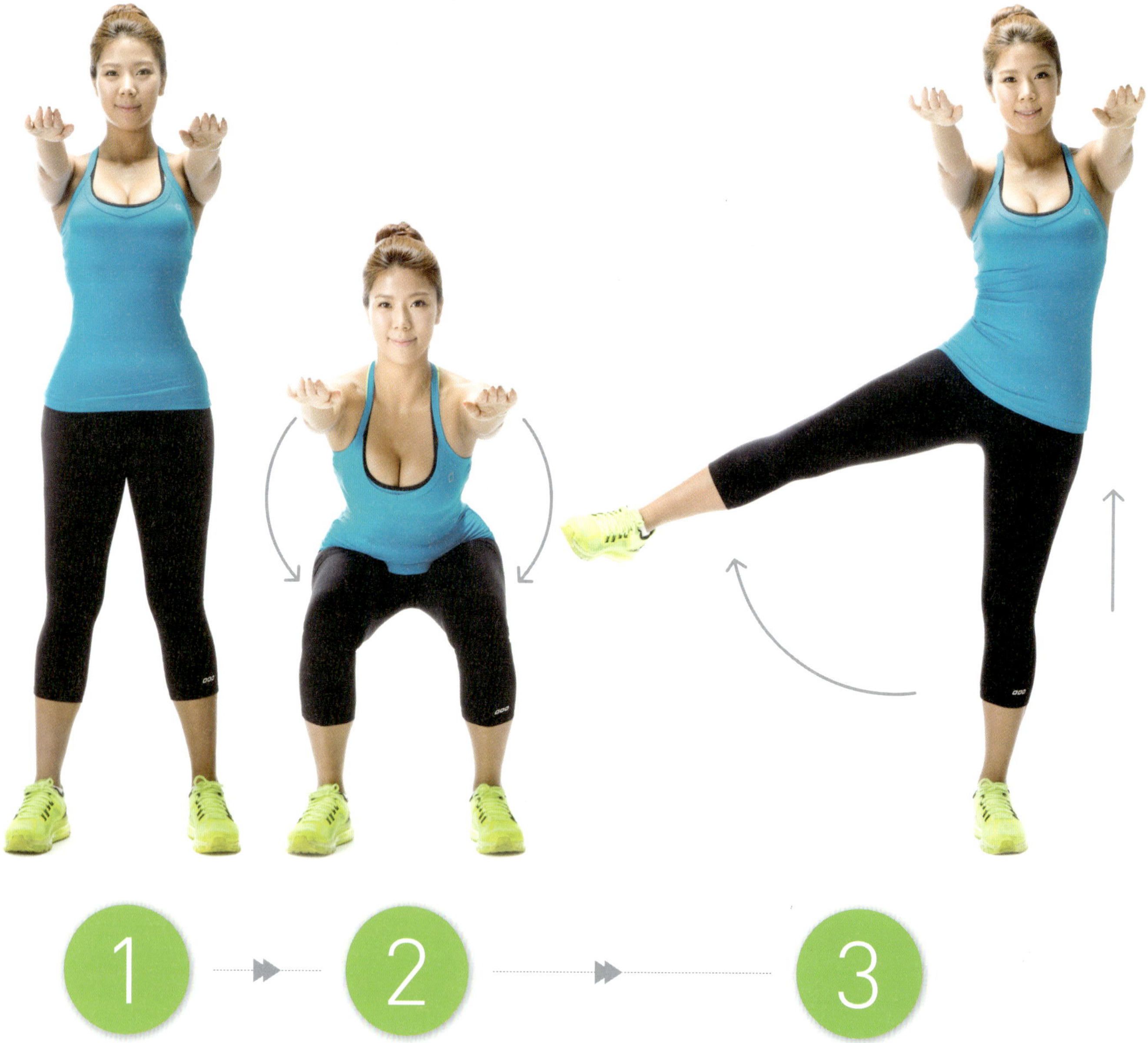

1 ▶ 2 ▶ 3

① 양발은 골반너비로 벌리고 손은 앞으로 나란히 상태로 선다.
② 엉덩이를 뒤로 빼며 스쿼트 자세로 앉는다.
③ 오른쪽 다리를 옆으로 힘차게 들어올리며 일어선다.

2부-제이제이와 함께하는 '10일간의 기적 다이어트 운동법'

> **주 의** 속도가 있다보니 동작이 흐트러 질 수 있다. 특히 ④에서 엉덩이를 뒤로 빼며 허벅지 힘으로 앉아야 한다. 무릎이 앞으로 과도하게 나오게 되면 관절에 무리가 올 수 있다.

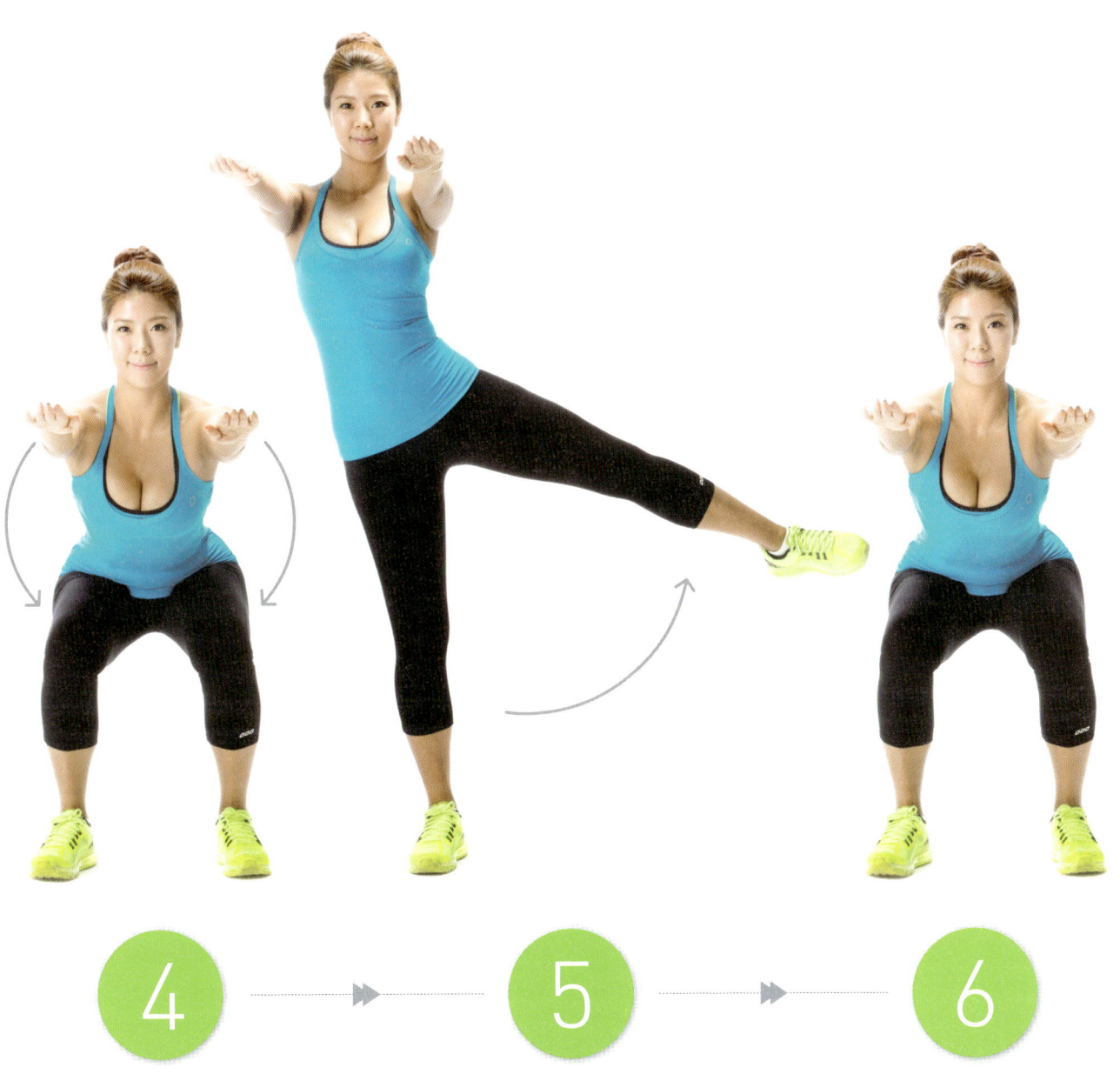

④ 다시 엉덩이를 뒤로 빼며 스쿼트 자세로 앉는다.
⑤ 왼쪽 다리를 옆으로 힘차게 들어올리며 일어선다.
⑥ 다시 ②로 돌아가 반복한다.

 사이드 니킥(Side Knee Kick)

예쁜 골반라인을 만들어보자.

발차기 중에서도 옆구리 부분의 지방을 태우는데 도움을 주는 동작이다. 허벅지 바깥쪽과 옆구리를 동시에 운동할 수 있으니 가능하면 많은 횟수를 빠르게 이어서 진행해보자.

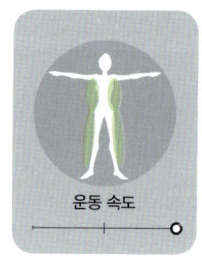
운동 속도

20 Repeat x **3** Set

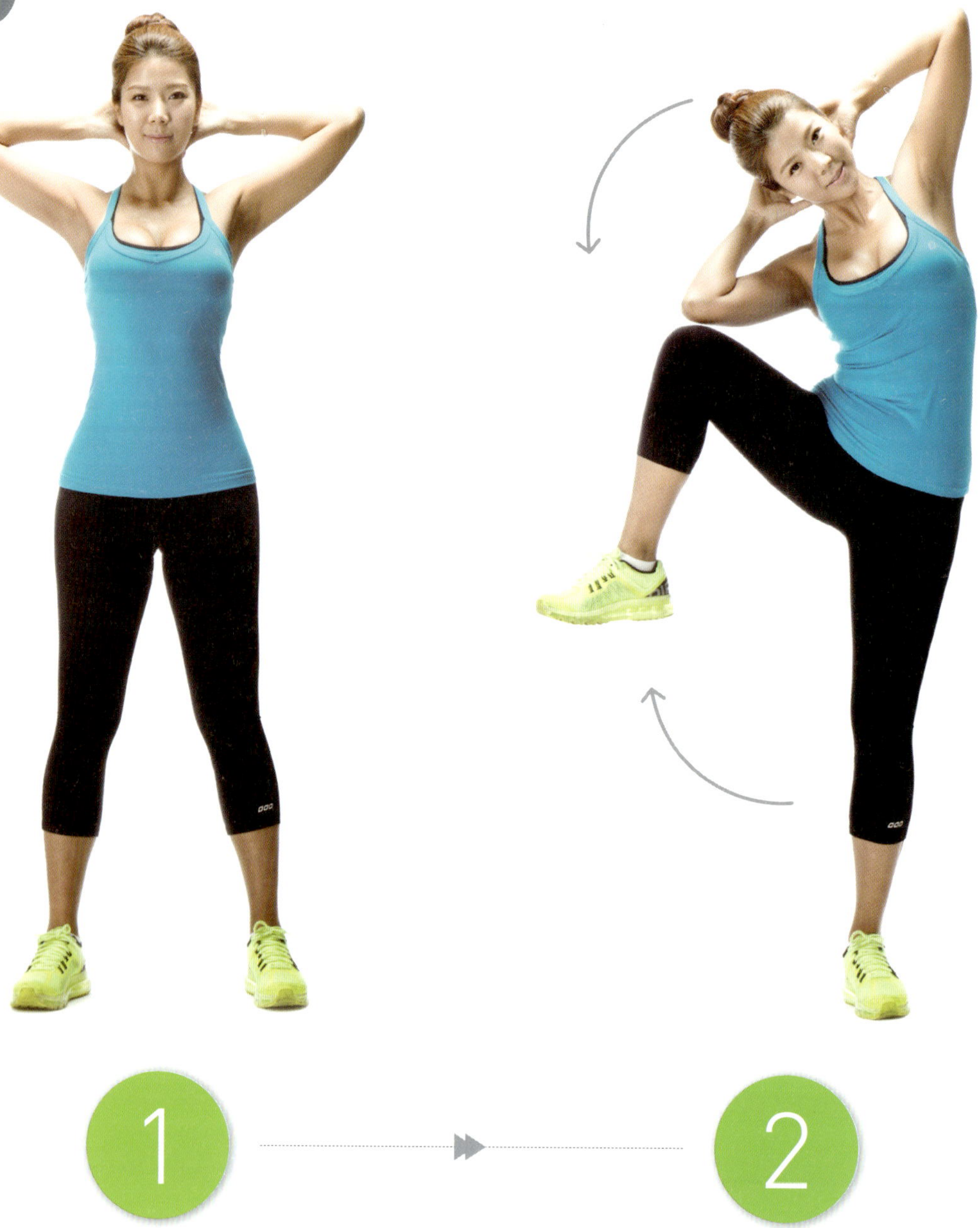

1 ▶ 2

① 양발은 어깨너비로 벌리고 선다. 손은 머리 뒤로 모아 깍지를 낀다.
② 오른쪽 무릎을 접어 올려 오른쪽 팔꿈치에 닿게 한다.

2부-제이제이와 함께하는 '10일간의 기적 다이어트 운동법'

주 의 다리를 내려놓을 때 쿵 소리가 나면 무릎관절까지 충격이 가해지므로 바닥에 발을 내려 놓을 때는 가볍게 통제하며 운동을 진행해야 한다.

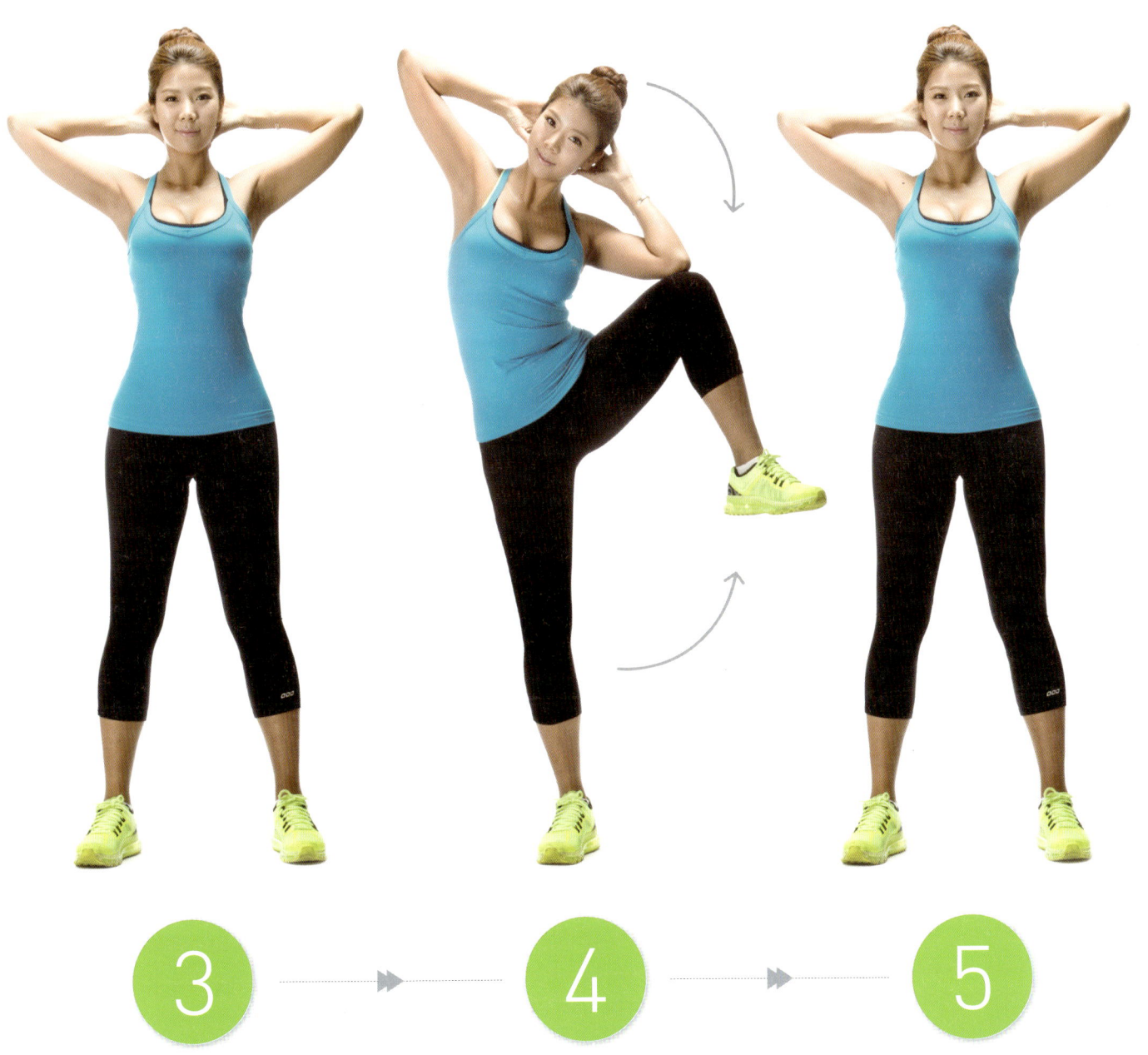

❸ 올렸던 다리를 내려 ❶의 자세로 돌아간다.
❹ 왼쪽 무릎을 접어 올려 왼쪽 팔꿈치에 닿게 한다.
❺ 올렸던 다리를 내려 ❶의 자세로 돌아가 반복한다.

67

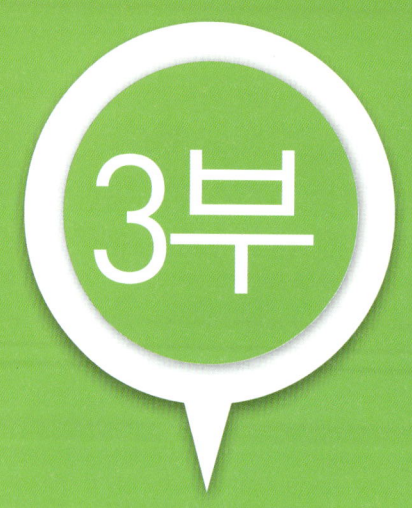

도전!
10일간의 기적 프로그램

10일간의 기적 운동법은 짧은 시간에 최대한 많은 칼로리를 소모하고 근육 증가에 도움이 될 수 있도록 설계된 운동법이다.
10일간 기적의 다이어트를 성공시킬 시크릿 운동법을 자세하게 알아보자.

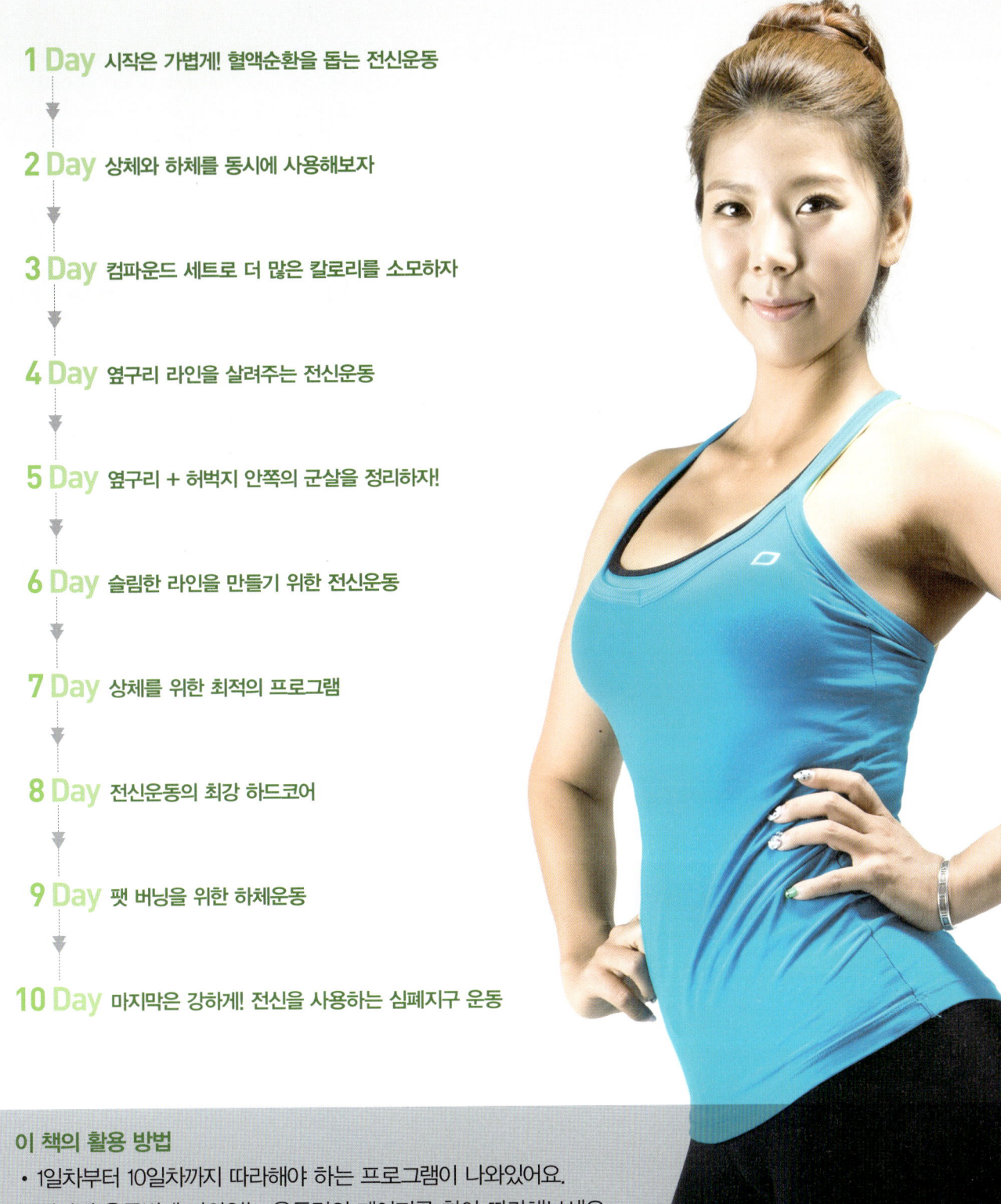

1 Day 시작은 가볍게! 혈액순환을 돕는 전신운동

2 Day 상체와 하체를 동시에 사용해보자

3 Day 컴파운드 세트로 더 많은 칼로리를 소모하자

4 Day 옆구리 라인을 살려주는 전신운동

5 Day 옆구리 + 허벅지 안쪽의 군살을 정리하자!

6 Day 슬림한 라인을 만들기 위한 전신운동

7 Day 상체를 위한 최적의 프로그램

8 Day 전신운동의 최강 하드코어

9 Day 팻 버닝을 위한 하체운동

10 Day 마지막은 강하게! 전신을 사용하는 심폐지구 운동

이 책의 활용 방법
- 1일차부터 10일차까지 따라해야 하는 프로그램이 나와있어요.
- 일자별 운동법에 나와있는 운동명의 페이지를 찾아 따라해보세요.
- 표시되어 있는 운동 스피드와 세트수를 보고 속도와 횟수를 정하세요.

1 Day 시작은 가볍게! 혈액순환을 돕는 전신운동

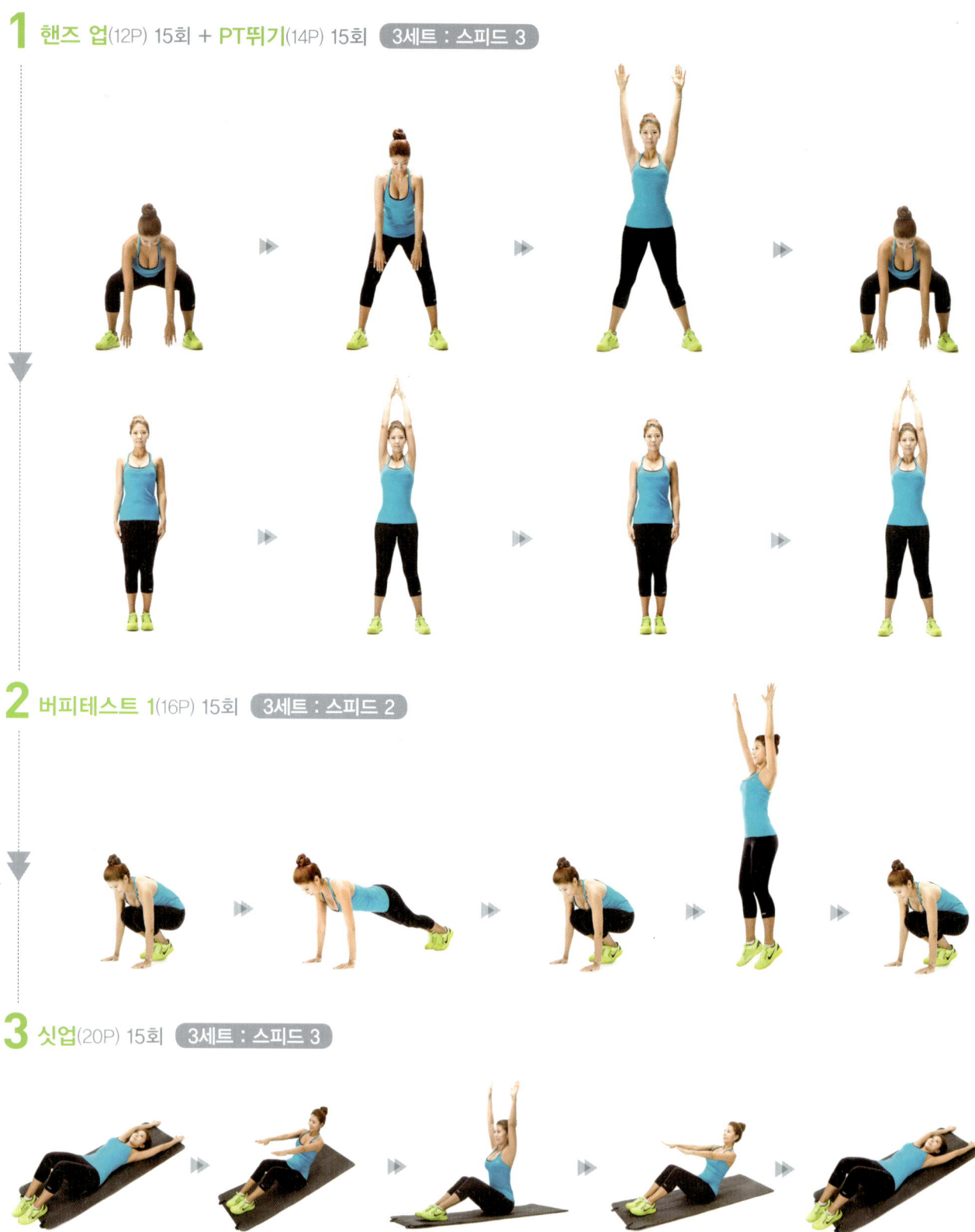

1 핸즈 업(12P) 15회 + PT뛰기(14P) 15회 3세트 : 스피드 3

2 버피테스트 1(16P) 15회 3세트 : 스피드 2

3 싯업(20P) 15회 3세트 : 스피드 3

2 Day 상체와 하체를 동시에 사용해보자

1 스러스터(22P) 15회　`3세트 : 스피드 3`

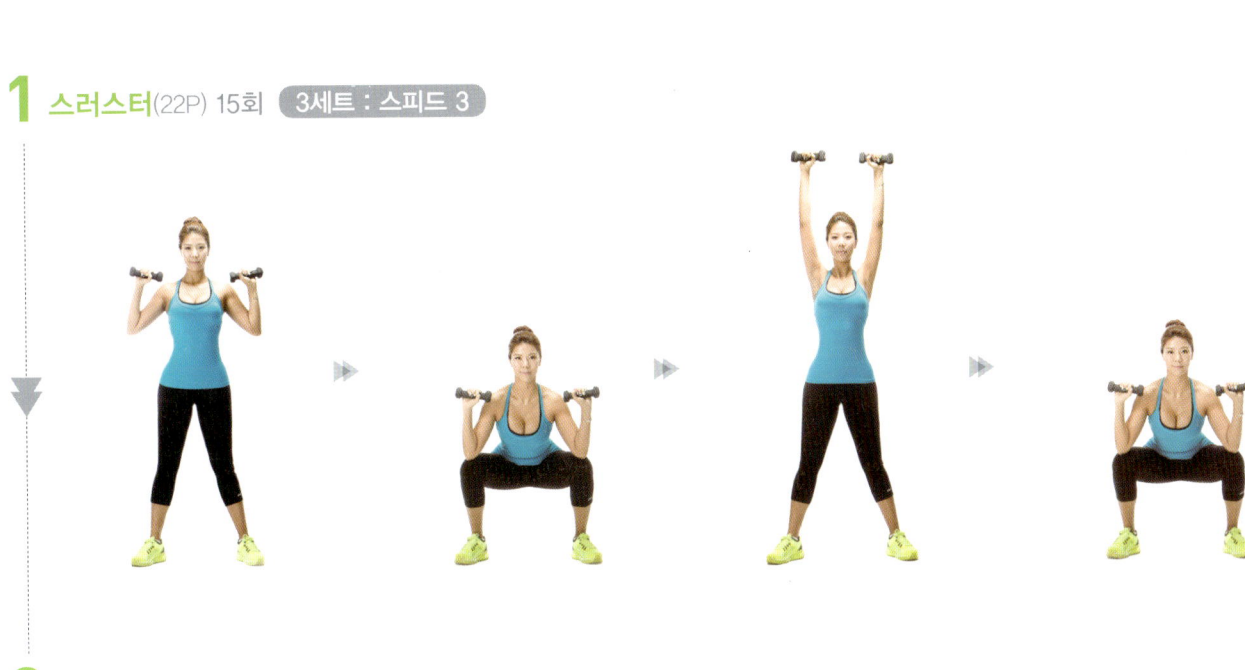

2 암워킹(24P) 12회　`3세트 : 스피드 3`

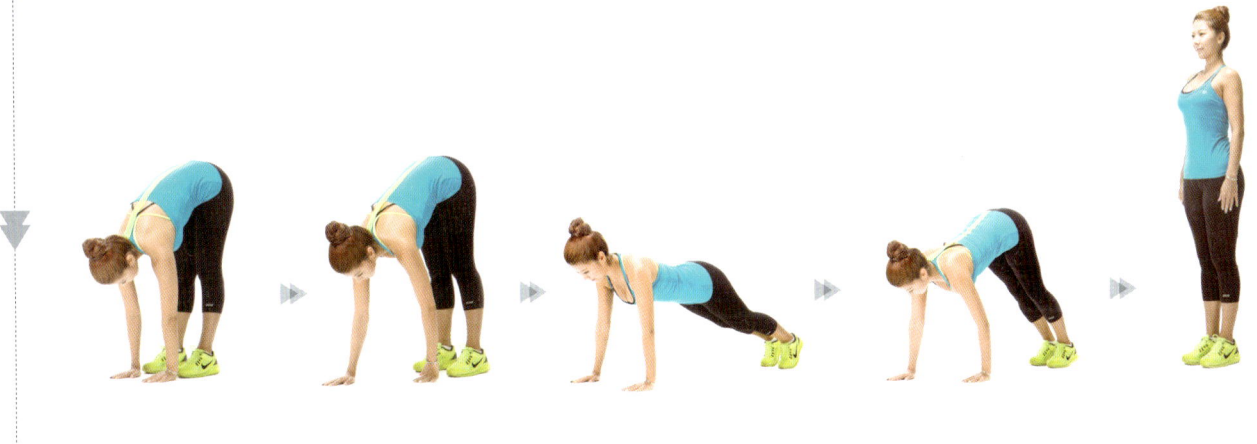

3 V업 1(26P) 15회　`4세트 : 스피드 1`

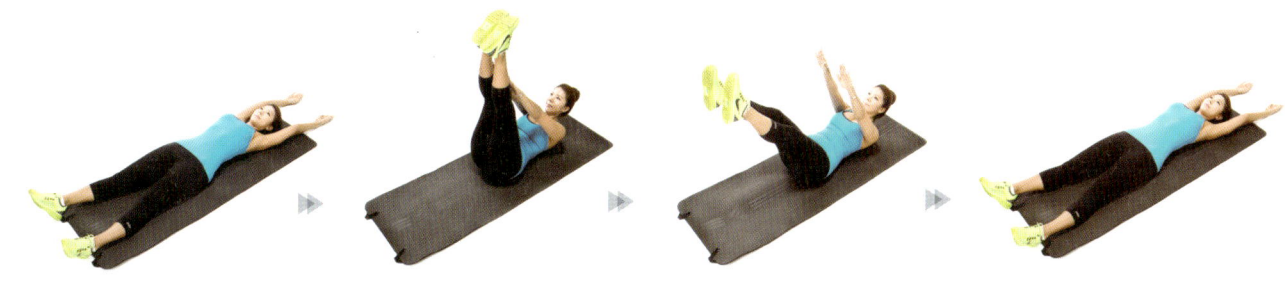

3 Day 컴파운드 세트로 더 많은 칼로리를 소모하자

1 와이드 스쿼트라이셉스(30P) 15회 + 점프 스쿼트(와이드)(32P) 15회 `3세트 : 스피드 2`

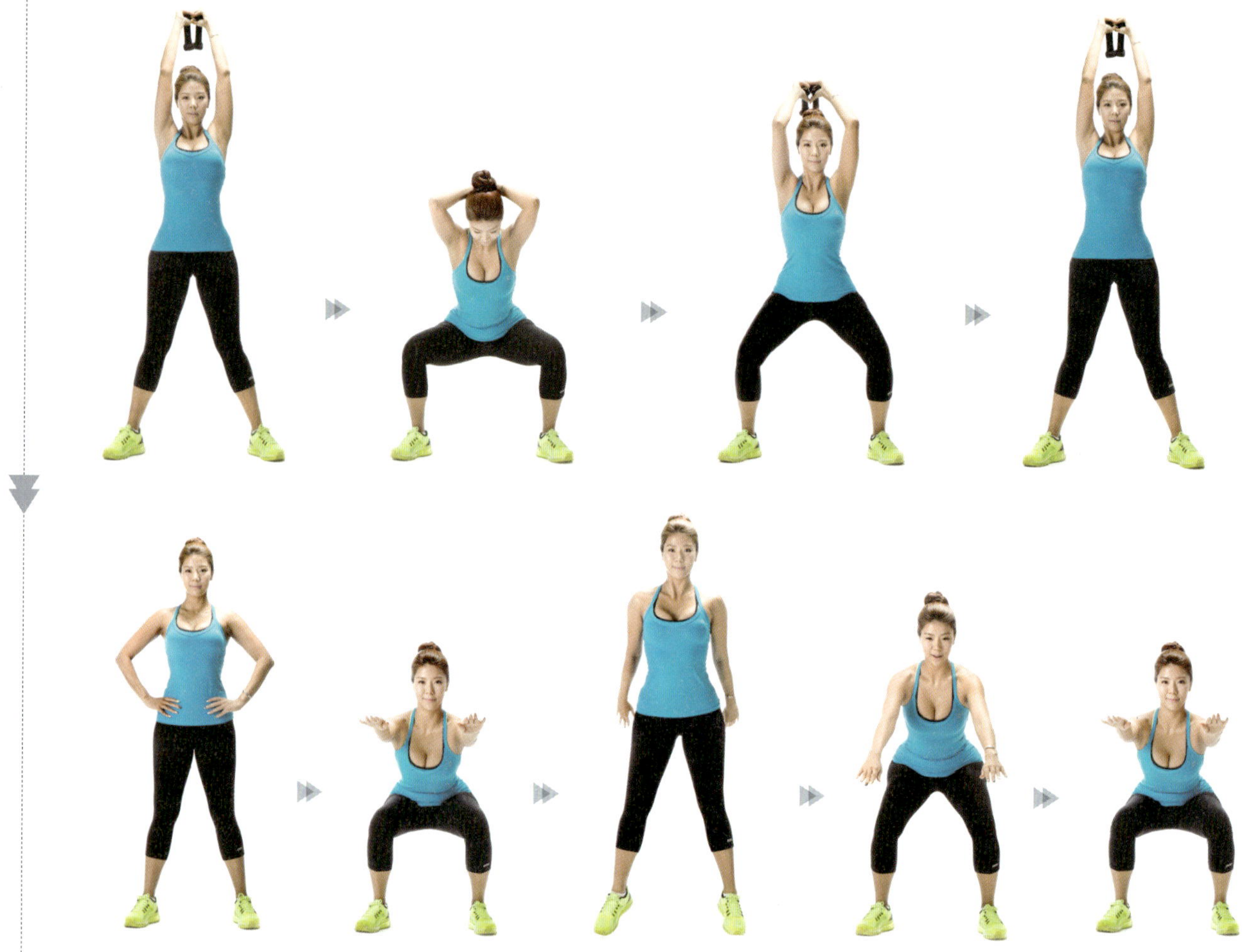

2 시티드 레그레이즈(36P) 15회 `3세트 : 스피드 2`

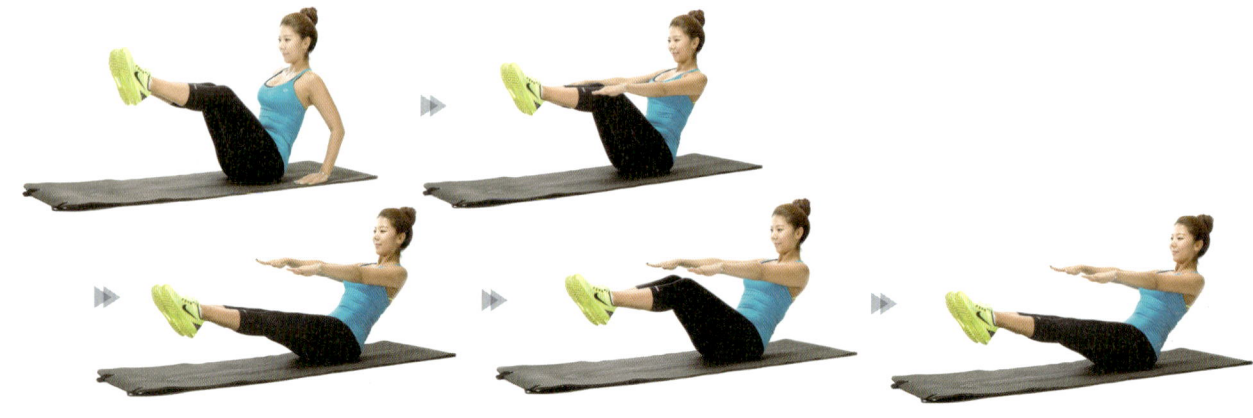

4 Day 옆구리 라인을 살려주는 전신운동

1 촙(38P) 15회 `3세트 : 스피드 3`

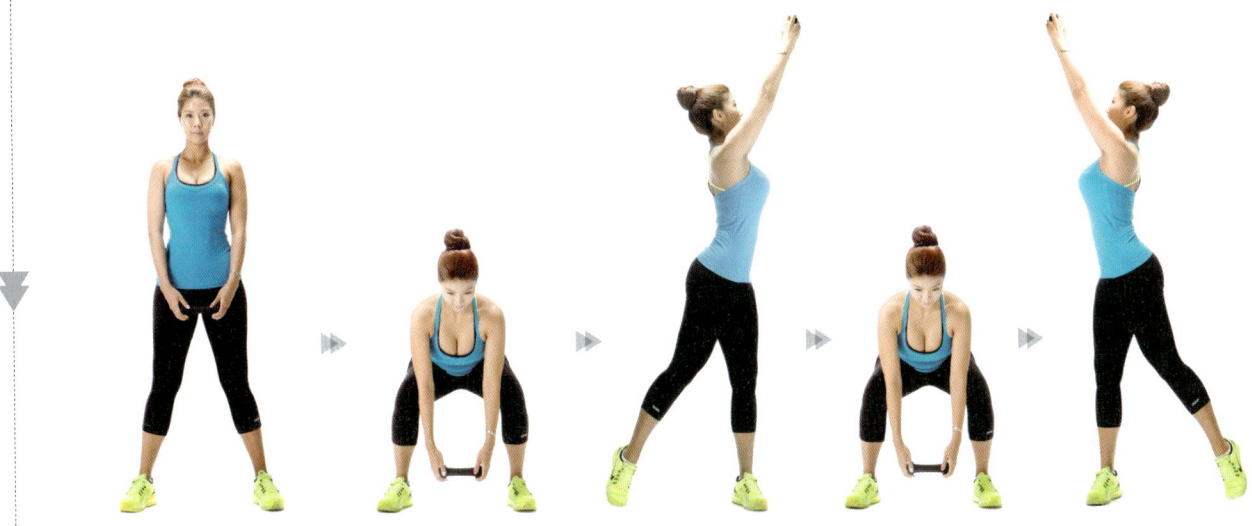

2 마운틴 클라이머 1(42P) 15회 `3세트 : 스피드 2`

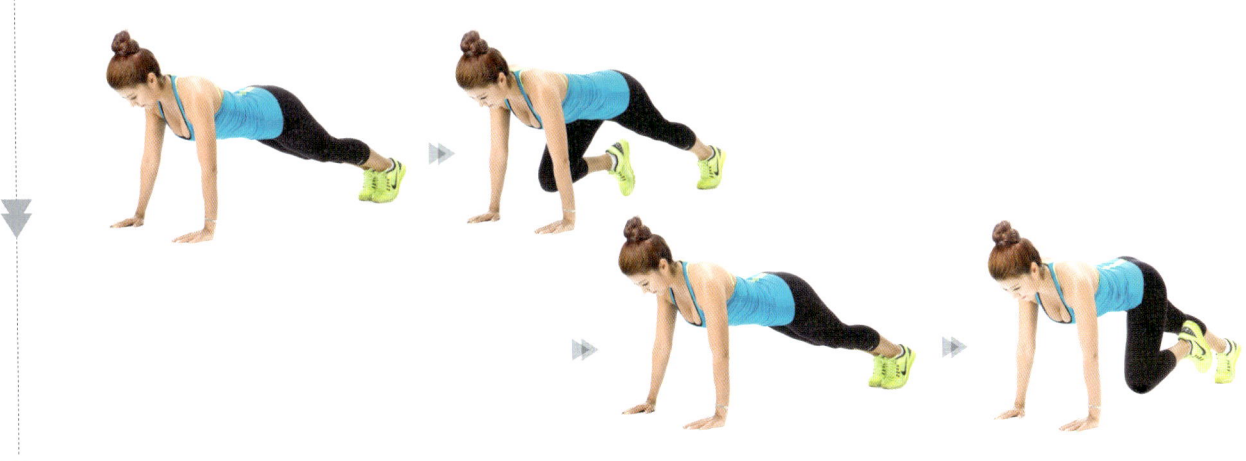

3 트위스트(46P) 15회 `3세트 : 스피드 2`

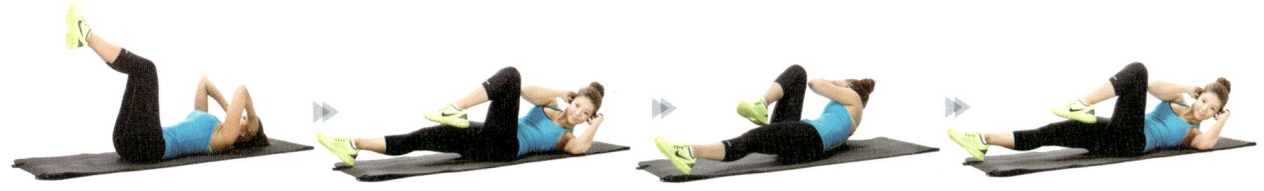

5 Day 옆구리 + 허벅지 안쪽의 군살을 정리하자!

1 윈드밀 (48P) 15회 `3세트 : 스피드 3`

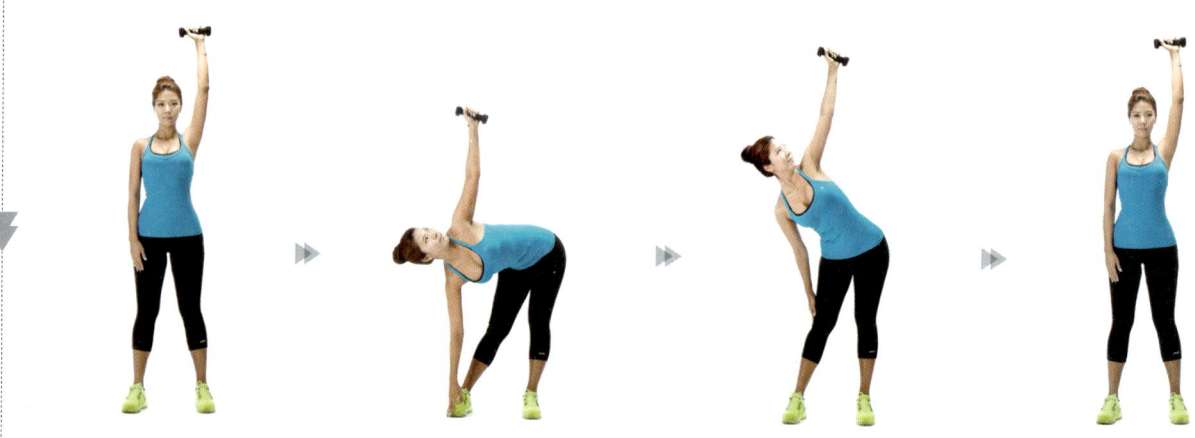

2 사이드 런지 숄더 (34P) 15회 `3세트 : 스피드 2`

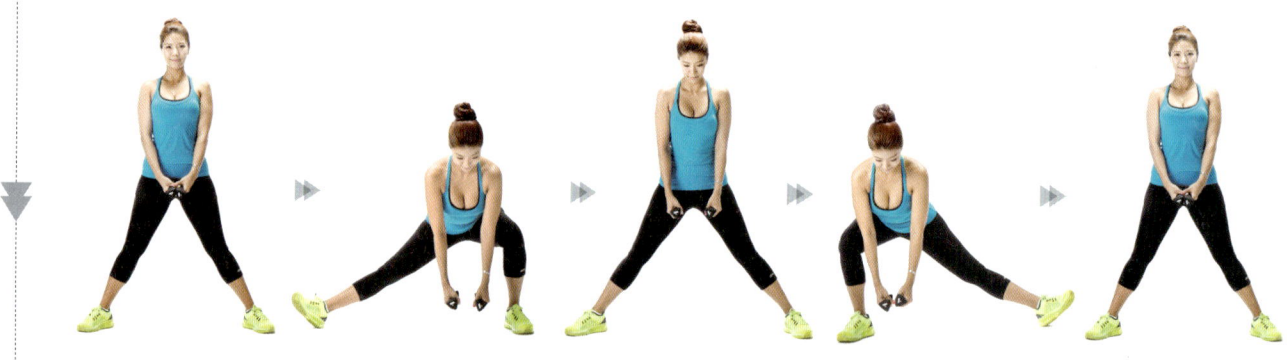

3 사이드 플랭크 (40P) 15회 `3세트 : 스피드 1`

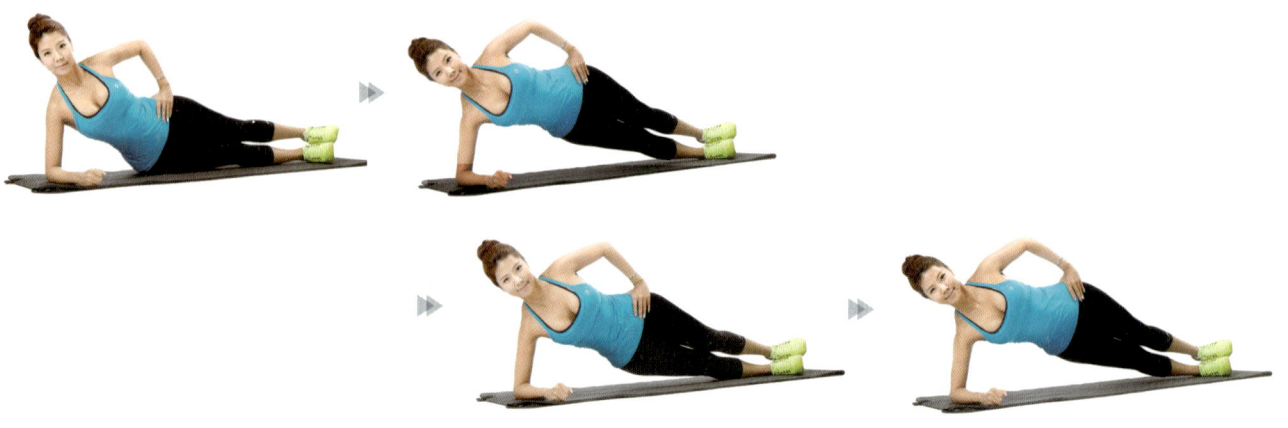

6 Day 슬림한 라인을 만들기 위한 전신운동

1 런지 숄더(50P) 15회 + 스위치점프(52P) 15회 `3세트 : 스피드 2`

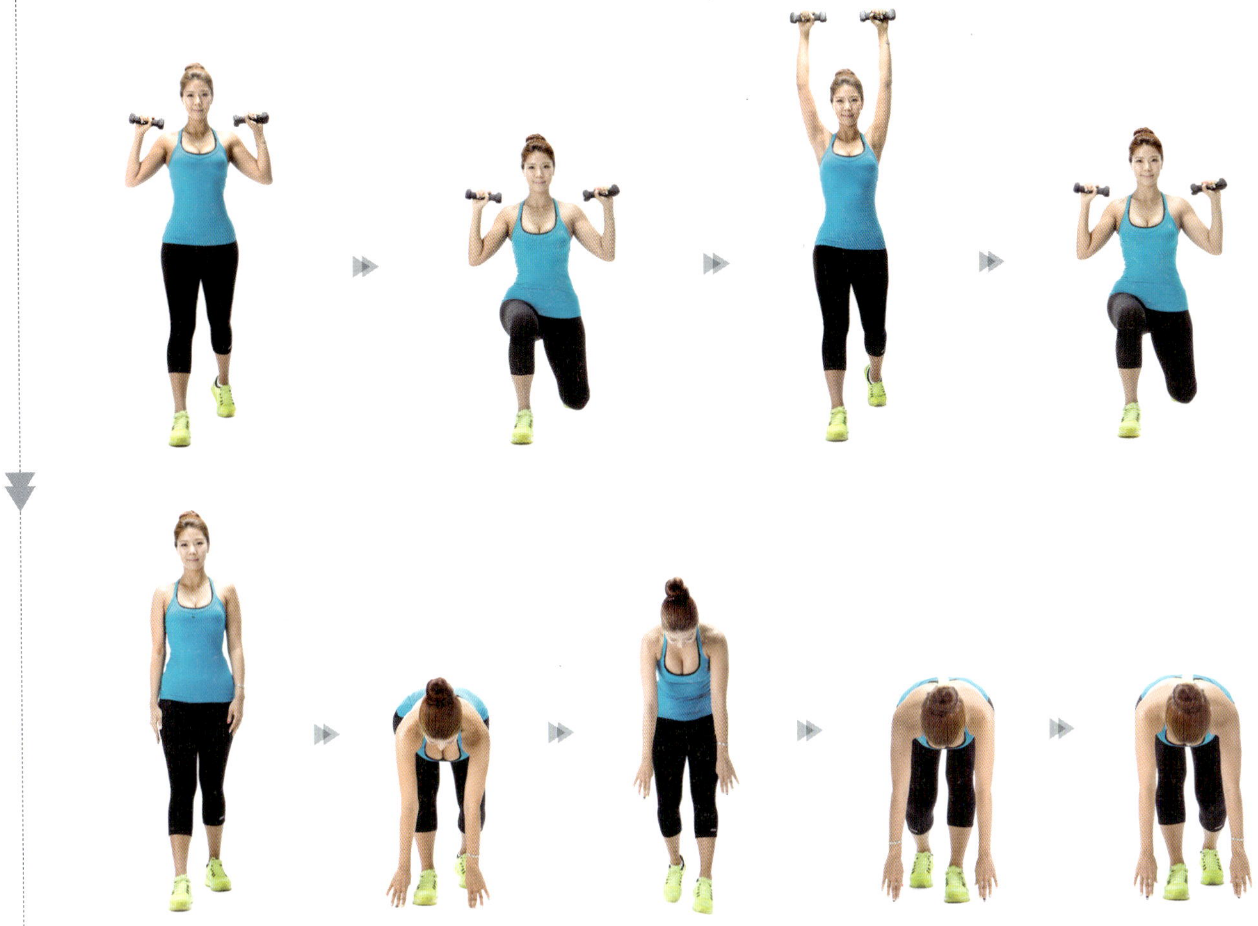

2 러시안 트위스트(54P) 15회 + 마운틴 클라이머 2(44P) 15회 `3세트 : 스피드 2`

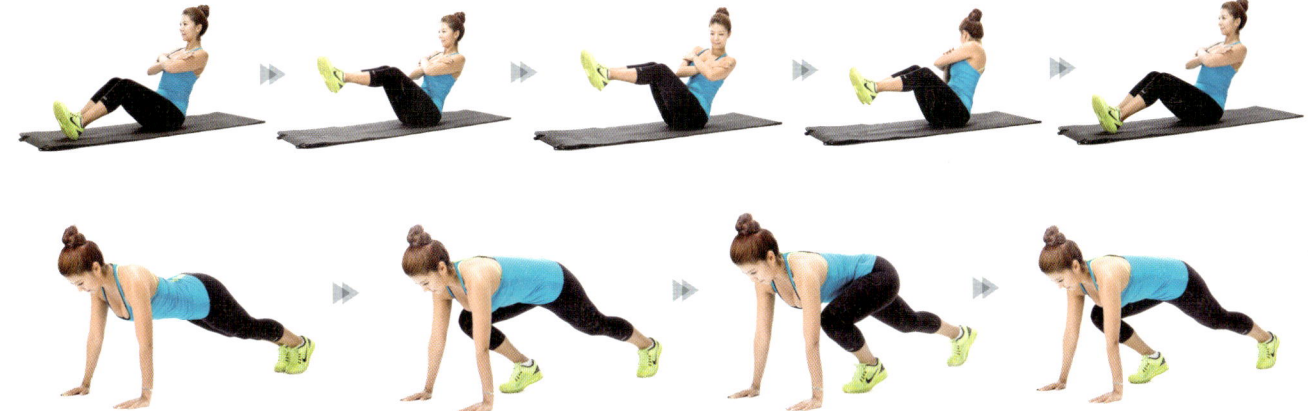

7 Day 상체를 위한 최적의 프로그램

1 푸쉬업 킥백 (56P) 15회 `3세트 : 스피드 3`

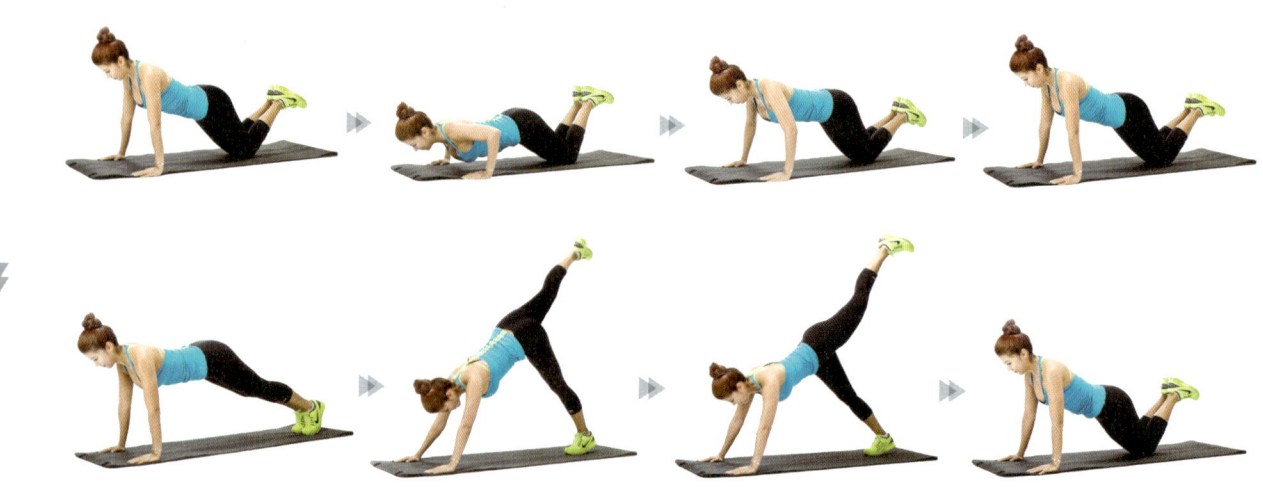

2 버피 테스트 2 (18P) 15회 `3세트 : 스피드 3`

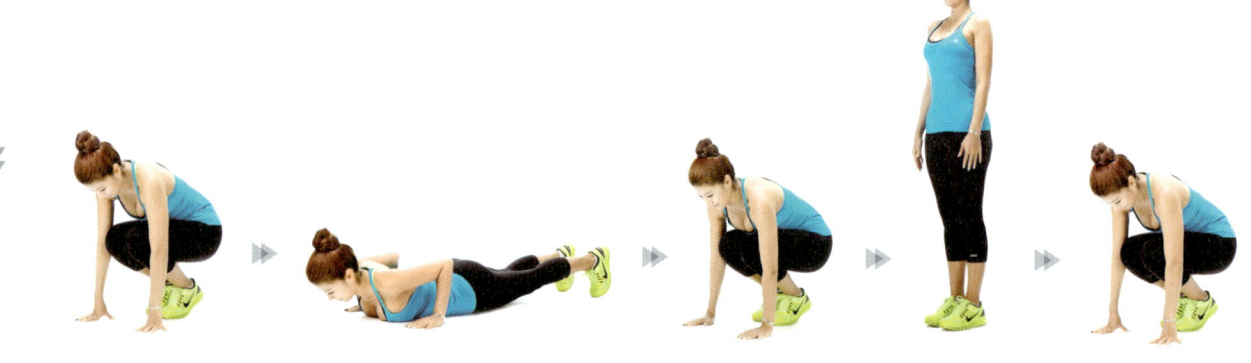

3 플랭크업 (58P) 15회 `3세트 : 스피드 2`

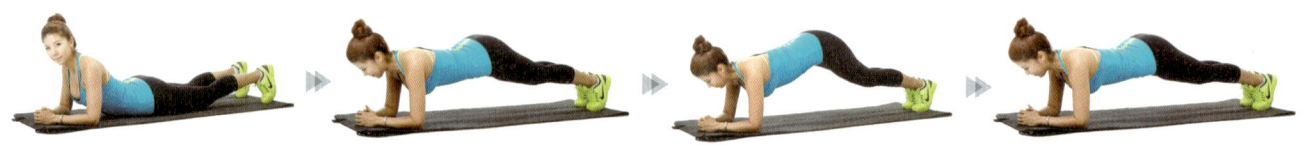

# 8 Day 전신운동의 최강 하드코어

1 하드코어(60P) 15회　3세트 : 스피드 2

2 프론트 니킥(62P) 15회　3세트 : 스피드 3

3 V업 2(28P) 15회　3세트 : 스피드 3

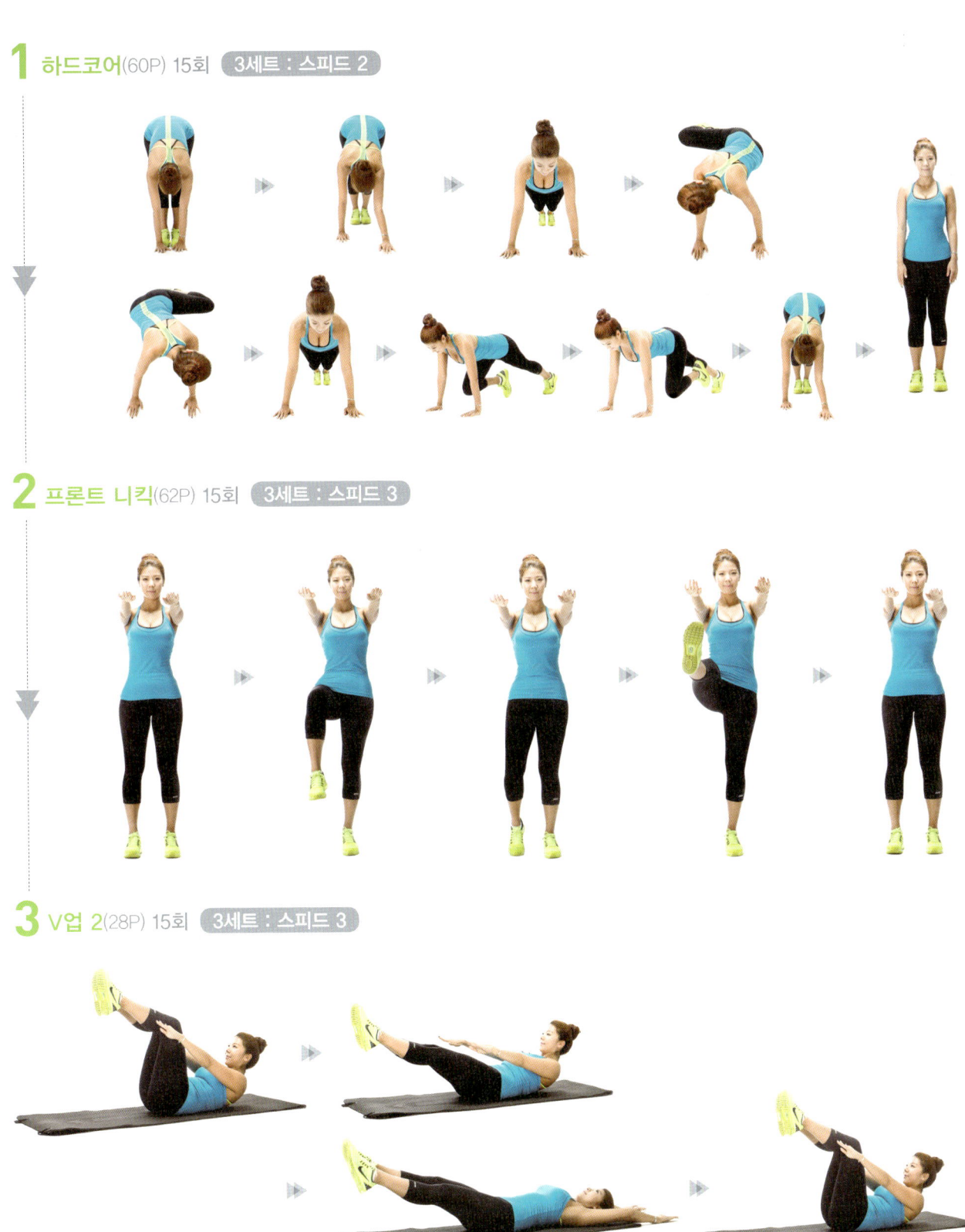

9 Day 팻 버닝을 위한 하체운동

1 스쿼트 사이드킥(64P) 15회 3세트 : 스피드 2

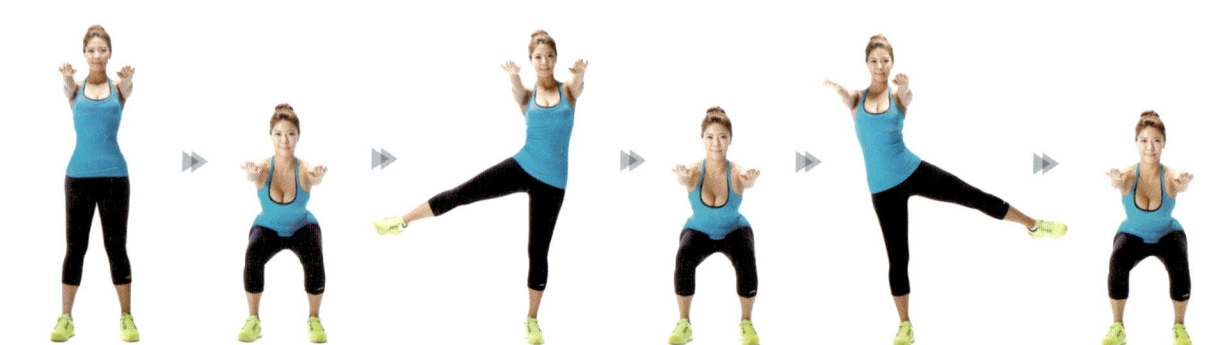

2 사이드 니킥(66P) 20회 3세트 : 스피드 3

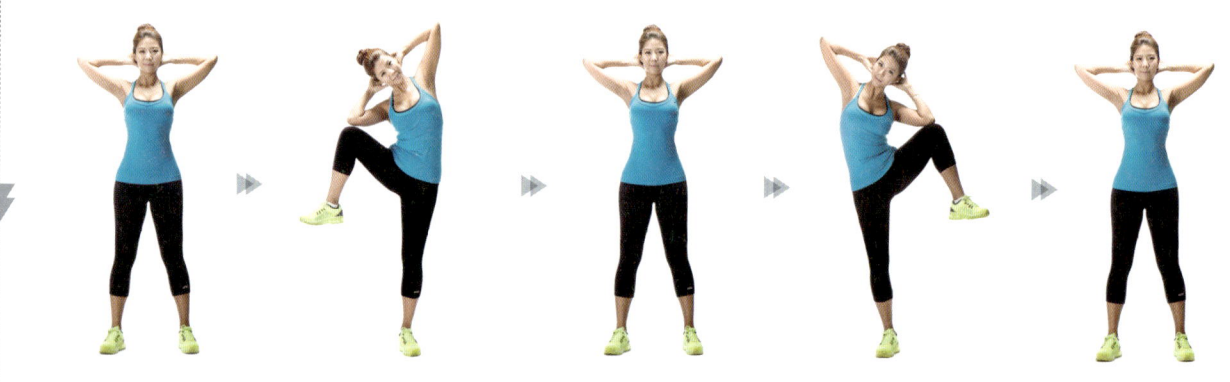

3 V업 1(26P) 15회 3세트 : 스피드 3

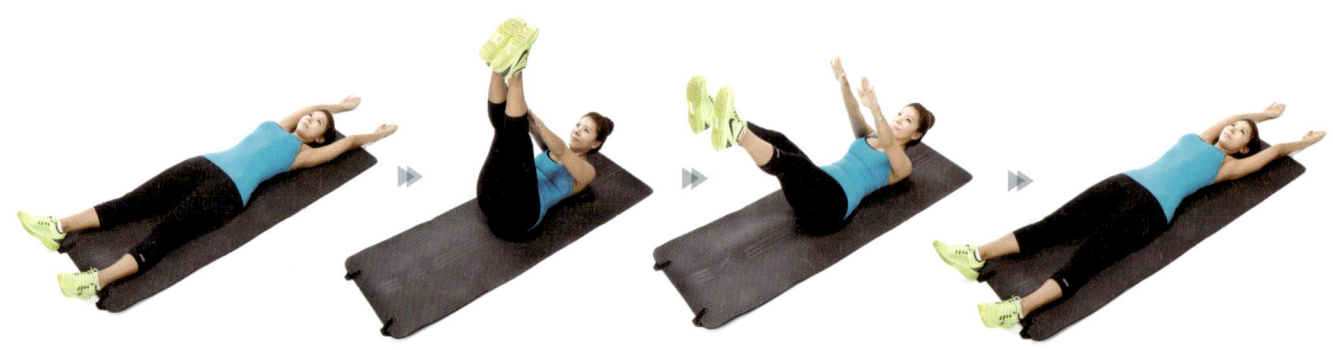

10 Day 마지막은 강하게! 전신을 사용하는 심폐지구 운동

1 마운틴 클라이머 1(42P) 15회 3세트 : 스피드 2

2 버피 1(16P) 15회 3세트 : 스피드 2

3 프론트 니킥 (62P) 15회 3세트 : 스피드 3

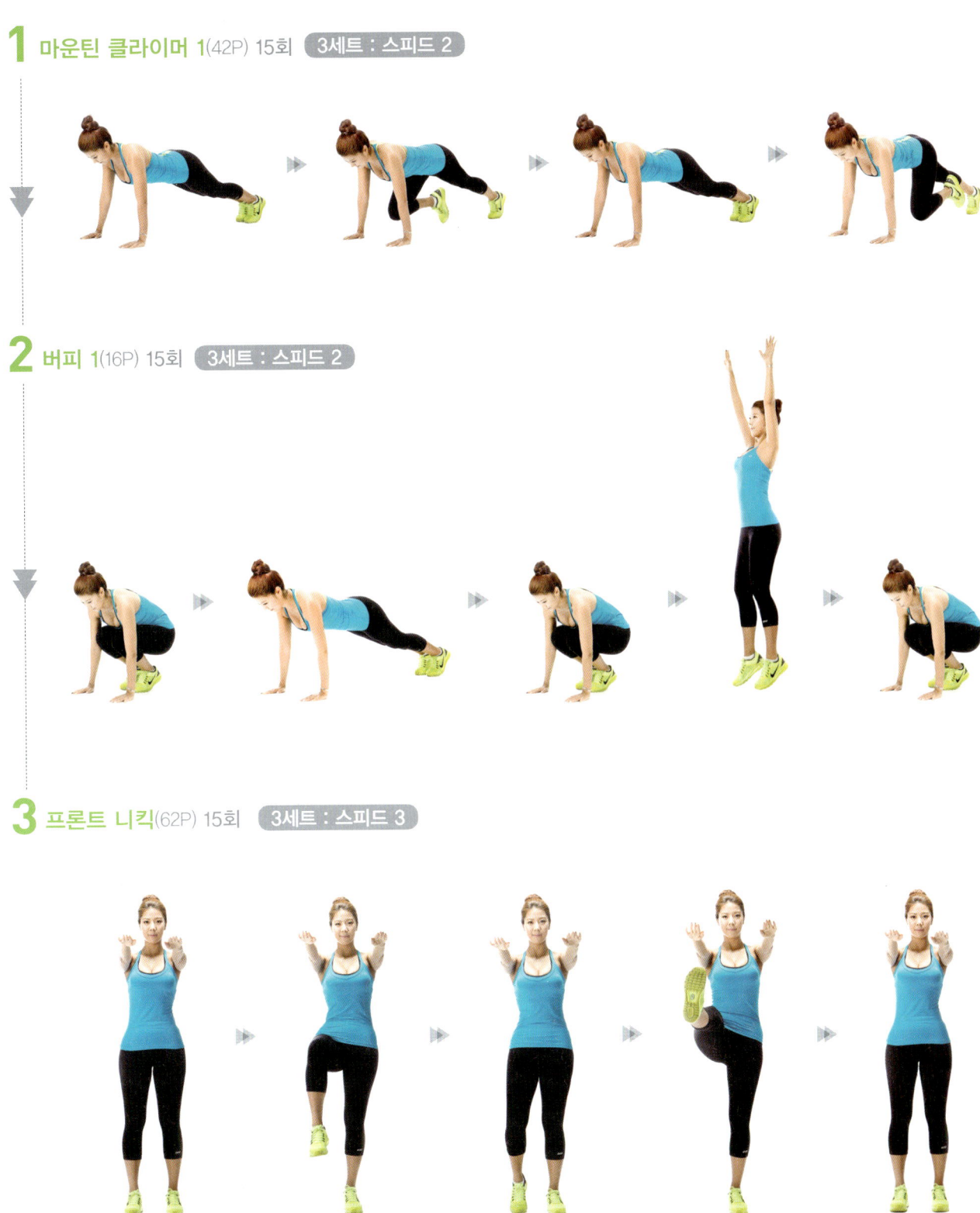

10일간의 기적 다이어트

2014. 05. 15. 1판 1쇄 인쇄   2014. 05. 26. 1판 1쇄 발행
지은이 | 박지은, 지스타일   펴낸이 | 이종춘   펴낸곳 | BM 성안당   주소 | 121-838 서울시 마포구 양화로 127 첨단빌딩 5층(출판기획 R&D 센터),
413-120 경기도 파주시 문발로 112(제작 및 물류)   전화 | 02)3142-0036, 031) 955-0511   팩스 | 031)955-0510
등록 | 1973. 2. 1 제13-12호   출판사 홈페이지 | www.cyber.co.kr   ISBN | 978-89-315-7707-5 (13690)   정가 | 6,800원
이 책을 만든 사람들   기획 | 최옥현   사진 | 이희훈   교정 | 전수경   본문·표지디자인 | 想 company   홍보 | 전지혜
마케팅 | 구본철, 차정욱, 채재석, 강호묵   제작 | 김유석

Copyright © 2014 Sungandang Company All rights reserved. First edition Printed 2014. Printed in Korea.
이 책의 어느 부분도 저작권자나 BM 성안당 발행인의 승인 문서 없이 일부 또는 전부를 사진 복사나 디스크 복사 및 기타 정보 재생 시스템을 비롯하
여 현재 알려지거나 향후 발명될 어떤 전기적, 기계적 또는 다른 수단을 통해 복사하거나 재생하거나 이용할 수 없음.
※ 잘못된 책은 바꾸어 드립니다.